写真集
「水俣を見た7人の写真家たち」

目次

桑原史成　新たな記録性を求めて　003
KUWABARA Shisei

塩田武史　水俣病事件に翻弄される田中家の場合　023
SHIOTA Takeshi

宮本成美　まだ、名付けられないものへ、または、　043
MIYAMOTO Shigemi　すでに忘れられた名前のために

W. ユージン・スミス & アイリーン・美緒子・スミス　059
W. Eugene Smith & Aileen Mioko Smith
W. ユージン・スミスとアイリーン・美緒子・スミスの「水俣」

小柴一良　水俣よ、サヨウナラ、コンニチワ。　077
KOSIBA Kazuyoshi

田中史子　生（いのち）　089
TANAKA Fumiko

芥川　仁　水俣・厳存する風景　101
AKUTAGAWA Jin　1978年〜2006年

◎水俣病資料館館長
吉本哲郎　写真家たちは水俣にどんな未来を見たのか　118
YOSHIMOTO Tetsuro

◎ジャーナリスト
西村幹夫　少しばかりの想像力について　120
NISHIMURA Mikio　—写真集「水俣を見た写真家たち」に寄せて

熊本水俣病事件の略年表　122

編集後記　126

桑原史成
KUWABARA Shisei

桑原史成

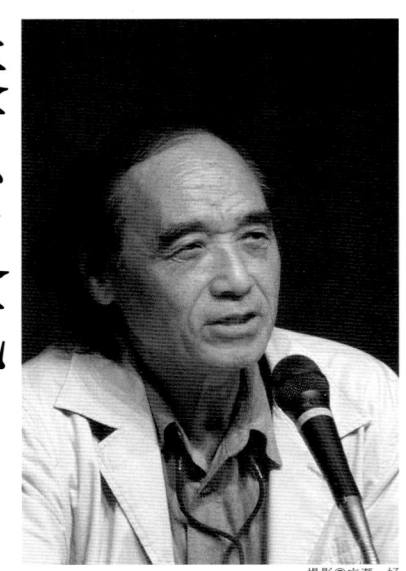
©KUWABARA Shisei
撮影●広瀬一好

新たな記録性を求めて

写真とは何か。特性を一言でいえば、記録性である、と私は思う。

何人もの写真家が水俣へ行き、これからも行く。個々のフィルムは、途方もない事件の断片である。しかし、各人の写真記録を、新たな思いで持ち寄れば、人類が20〜21世紀に初めて体験しつつある事件について、どのような記録性が出てくるのであろうか。

水俣病資料館長の吉本哲郎さんに会ったとき、そんな私たちの思いが口に出た。「地元の資料館で写真家の合同展をやろう」と吉本さんは言った。私はその昔、事件の軒先では、厚い壁と私自身のためらいから展示できなかった。吉本提案には、重みがある。

この写真集の著者たちは、長い事件のそれぞれの時点で水俣に住み、受難者たちの近くにあった。一度も写真を表に出さなかった人もいる。こんな複数の写真家の記録を今1冊の写真集にすることは、新たな記録性の創造だと私は思う。

吉本さんは「写真家たちは水俣にどんな未来を見たか」の一文を寄せてくれた(118〜119ページ)。人の言葉を引用する形だが、その文に「水俣病は50年たっても原因究明も救済法も予防措置も確立できていない」とし、同時に「人は絶望だけでは生きていけない。水俣はそのことを教えてくれた」とも引用

Profile

- 生年月日　1936年10月7日
- 出 身 地　島根県津和野町

1960年　東京農業大学および東京綜合写真専門学校卒業
1963年　日本写真批評家協会新人賞(個展「水俣病」に対して)
1965年　講談社写真賞受賞「韓国」(『太陽』『週刊朝日』掲載に対して)
1971年　日本写真協会年度賞受賞(写真集「水俣病1960〜1970」に対して)
1982年　伊奈信男賞受賞(写真展「ドキュメント二人展」で、英 伸三氏と共に)
2003年　韓国で東江賞受賞(『激動する韓国』)
2006年　さがみはら賞受賞(『水俣の肖像』)

している。一人の地方公務員が、こう書けるまでに、50年かかったということでもあろう。

　私が水俣を知ったのは、1960年（昭和35年）の春である。新安保条約や三井三池鉱の労働争議などの陰に消えかかった事件だったが、この時、奇病で33人の命が奪われていた。知る発端は、『週刊朝日』(60年5月15日号)の特集「水俣病を見よ」である。同年7月14日、私は水俣駅に下り、新日窒水俣工場を目前にした。公式確認から4年の歳月が経過していた。

　わが無名のカメラマンにとって、工場のメチル水銀で生命まで奪われるという事件性を撮る作業に、武者震いにも似た感覚が全身に湧いた。正直にいえば、この事件で私は写真家として認められたいという思いだった。

　その後、韓国やベトナム、ロシアなどマスコミの仕事を求め、さらに雑多な仕事。しばしば水俣を忘れなければ生きていけないのだが、水俣を撮っても今日の食いぶちに困る私が、ほぼ2年ごとに水俣行きを繰り返してきたのはなぜなのか、自分でもまだよくはわからない。

　撮影では水俣市立病院の協力を得られた。患者家族の手引きで、茂道、湯堂、坪谷などに通い、奇病騒ぎの後でもなお長い間、湾内で魚をとる姿も見た。病院の外には、毒魚を食べない赤ちゃんなのに業病を背負わされたとしか見えない乳児が何人も寝ころんでいた。後に胎児性水俣病と認定されることになる患者たちである。

　昭和30年代の初期に生まれたこうした人は、いま五十路。私にとっても水俣との関わりは、やがて50年になる。そして、いま継続して撮影することの限界、これまでの写真記録を展示することにも限度と節度が要ることを知らされた。

　このたびの写真集では、初期に撮影した1960年を中心に、これまでフィルム・ケースの中で眠り続けてきた未発表の写真をも登場させて展示構成を考えた。これまで出版や写真展で繰り返し発表してきた写真は、私のいわば代表作となり、また何人かの方に周知されていると考える。しかし、それらの写真はフィルム・ケースの中のほんの一部で、多くのカットは未使用になってきている。

　その未公開の写真にスポット・ライトを当てることもまた、水俣病に倒れた人たちの無念さと呻きを細やかながらも代弁できるのではないかと考えて編集を試みた。それに「水俣」を撮影した後輩たちの写真家が記録することの出来なかった1960年代のものを主体に構成することにした。

　写真の中におさまっていただいた方々のご厚情に感謝申し上げたい。

著作

1965年　『写真集「水俣病」』（三一書房）
1970年　『写真集「水俣病1960～1970」』（朝日新聞社）
1980年　『写真集「生活者群像」』（三一書房）
1982年　『水俣・韓国・ベトナム』（晩餐社）
1985年　『高麗・李朝現代陶磁撰』（毎日新聞社）
1986年　『写真集「水俣」』（径書房）
1986年　『写真集「韓国原影」』（三一書房）
1986年　『写真で何ができるか』（共著）（大月書店）
1989年　『陶磁の里―高麗・李朝』（岩波書店）
1989年　『報道写真家』（岩波書店）
1990年　『韓国真情吐露』（大月書店）
1995年　『病める大国・ロシア』（ニコン、平凡社）
1996年　『桑原史成／水俣』『日本の公害・第2巻』（日本図書センター）
1997年　『報道写真に生きる』（草の根出版会）
1998年　『水俣の人びと』（草の根出版会）
1998年　『桑原史成写真全集　第2巻「韓国」』（草の根出版会）
1999年　『桑原史成写真全集　第4巻「ベトナム」』（草の根出版会）
2003年　『イムジンガン―垣間見た北朝鮮』（草の根出版会）
2004年　『桑原史成写真全集　第3巻「筑豊・沖縄」』（草の根出版会）
2004年　『桑原史成写真全集　第1巻「水俣」』（草の根出版会）

写真展

1962年　個展「水俣病」（東京／富士フォトサロン）
1966年　個展「韓国　民族分析の悲劇」（東京／富士フォトサロン）
1979年　個展「ベトナム」（東京／銀座ニコンサロン）
1982年　「ドキュメント二人展」（水俣・韓国・ベトナム）
　　　　（銀座／新宿／大阪ニコンサロン）
1989年　「激動の四半世紀・韓国」（ソウル／朝鮮日報美術館）
1994年　個展「病める大国・ロシア」（銀座／大阪ニコンサロン）
1997年　常設の桑原史成展「ロシア」（津和野現代フォトギャラリー）
1998年　常設の桑原史成展「韓国」（津和野現代フォトギャラリー）
1999年　常設の桑原史成展「ベトナム」（津和野現代フォトギャラリー）
1999年　「筑豊」（銀座／ニコンサロン）
2002年　「激動の韓国」（ソウル／プレスセンター）
2003年　「イムジンガー垣間見た北朝鮮」（銀座／ニコンサロン）
2004年　津和野現代フォトギャラリーが「桑原史成写真美術館」に名称変更
2006年　「水俣の肖像―公式確認から半世紀の節目―」（銀座／ニコンサロン）
2007年　「桑原史成報道写真展」（桐蔭学園メモリアルアカデミウム）

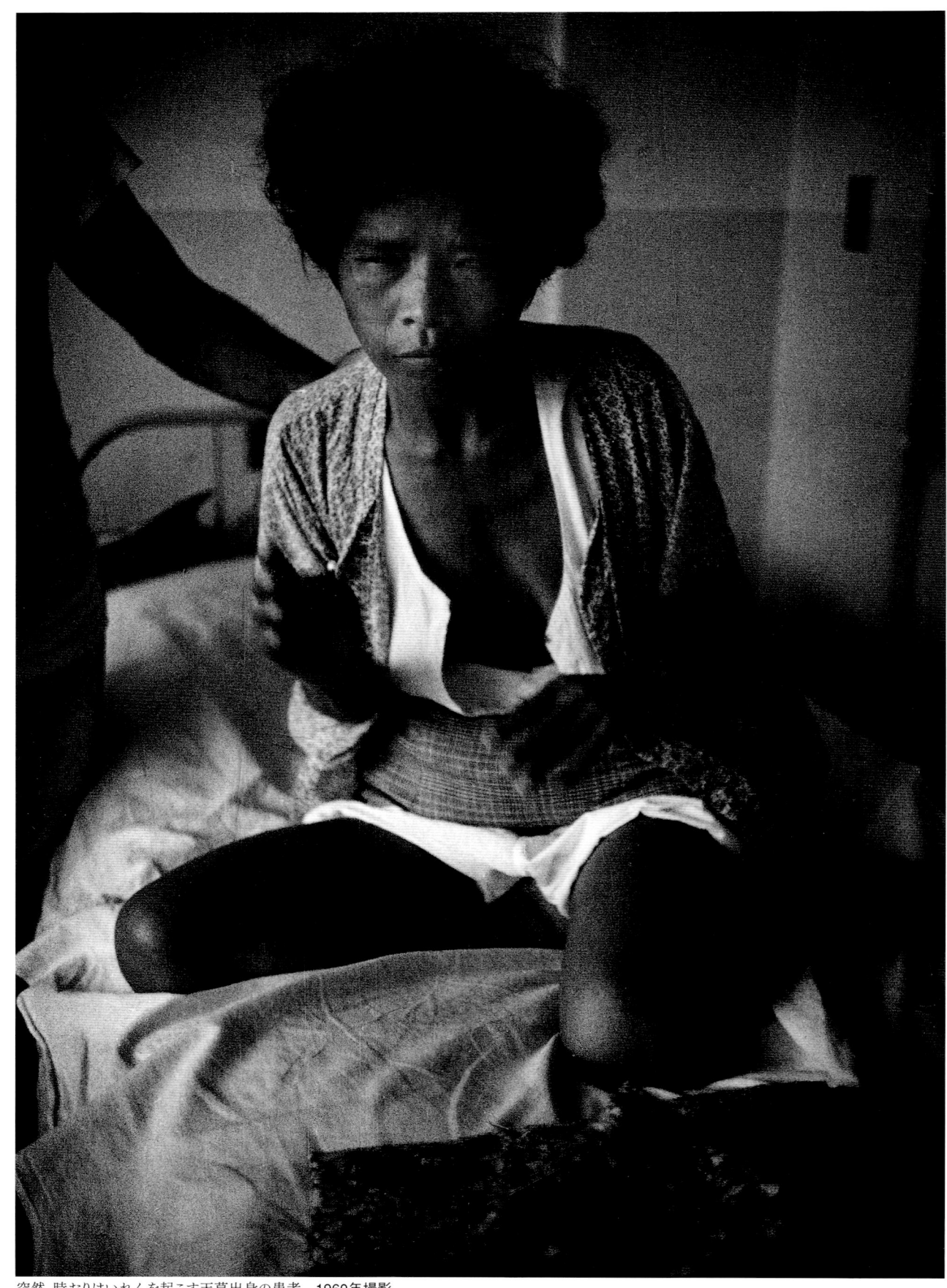

突然、時おりけいれんを起こす天草出身の患者　1960年撮影

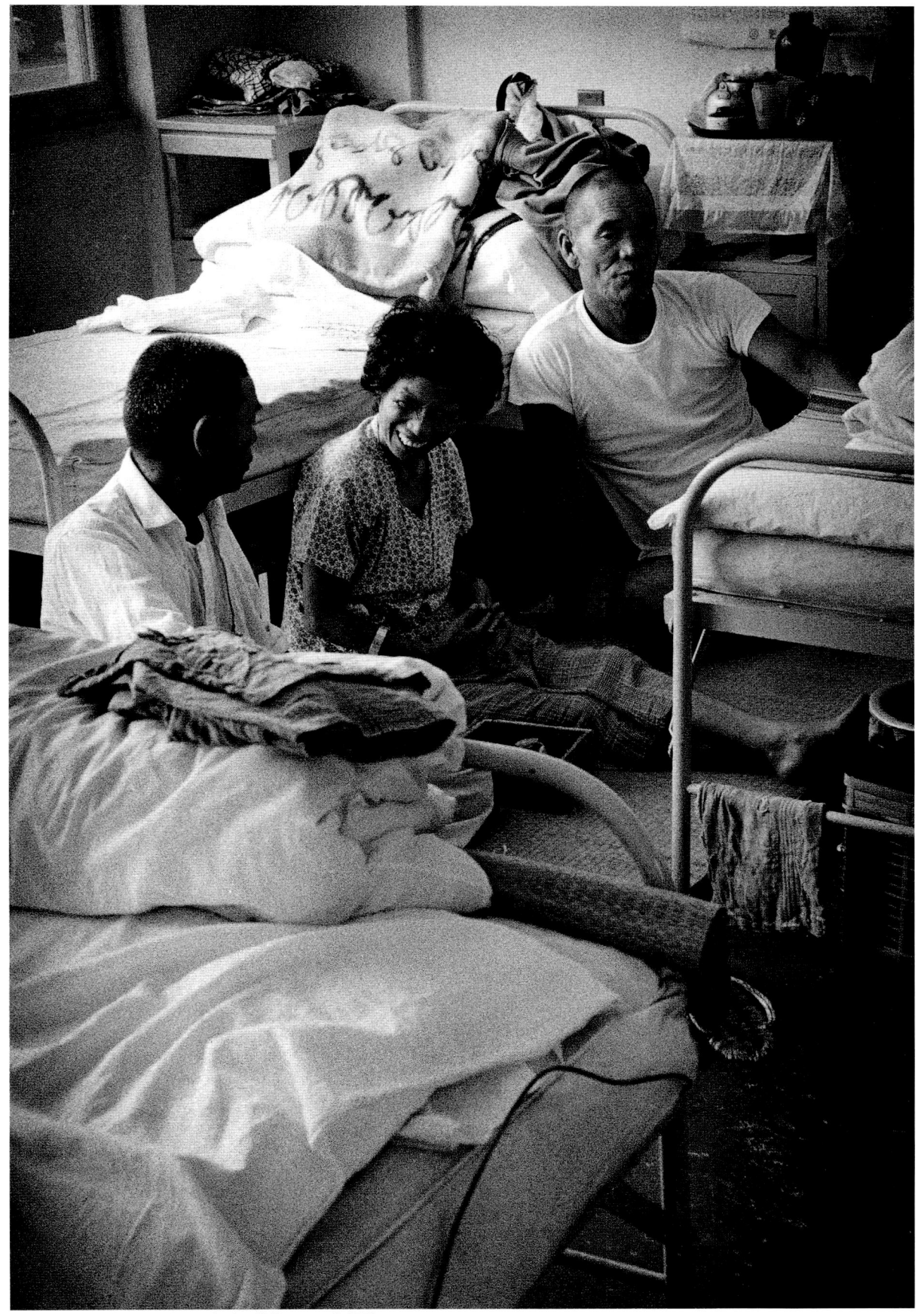

平穏に見える安定時には夫や見舞客と歓談　1960年撮影

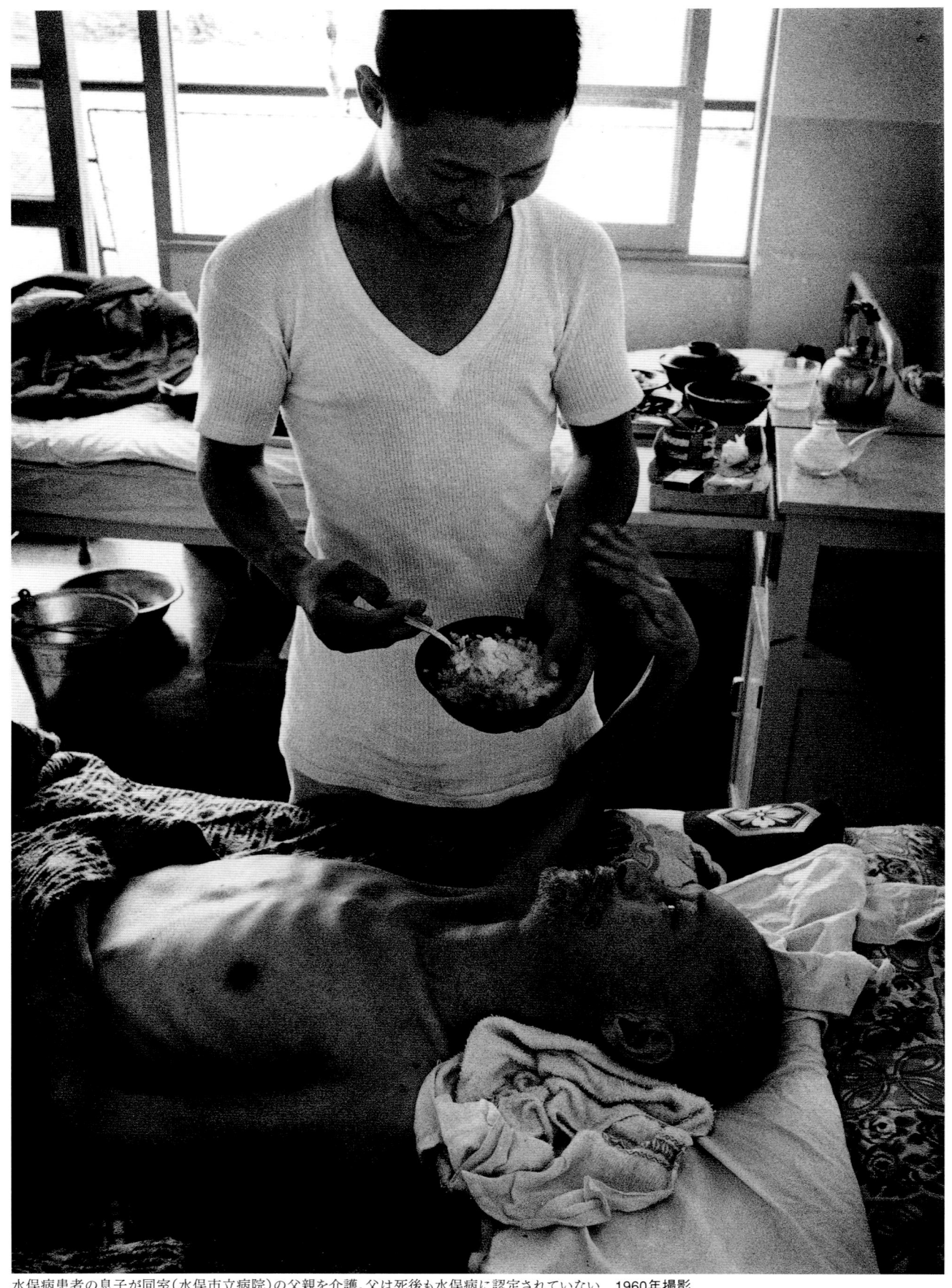

水俣病患者の息子が同室（水俣市立病院）の父親を介護。父は死後も水俣病に認定されていない　1960年撮影

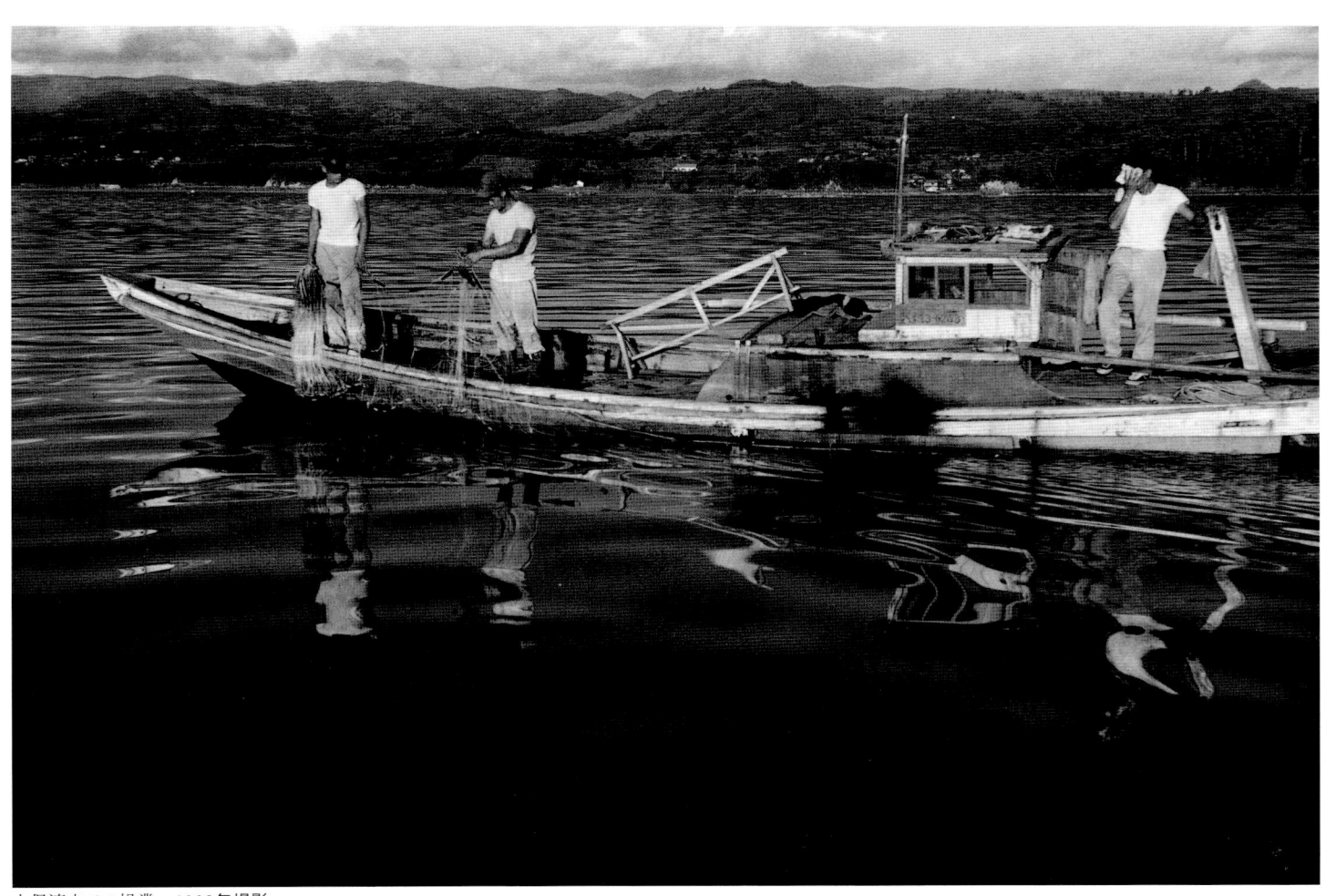

水俣湾内での操業　1962年撮影

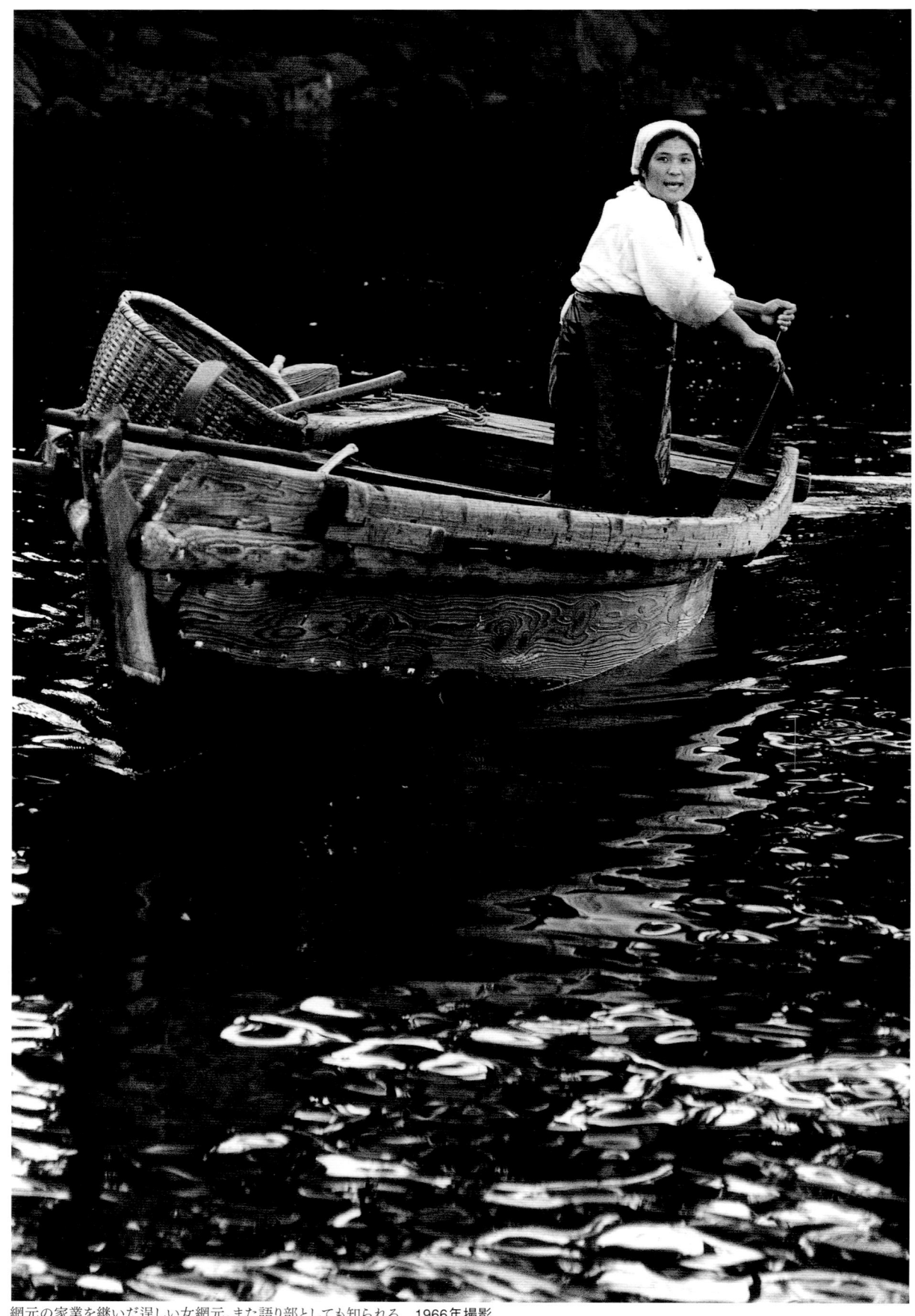

網元の家業を継いだ逞しい女網元。また語り部としても知られる　1966年撮影

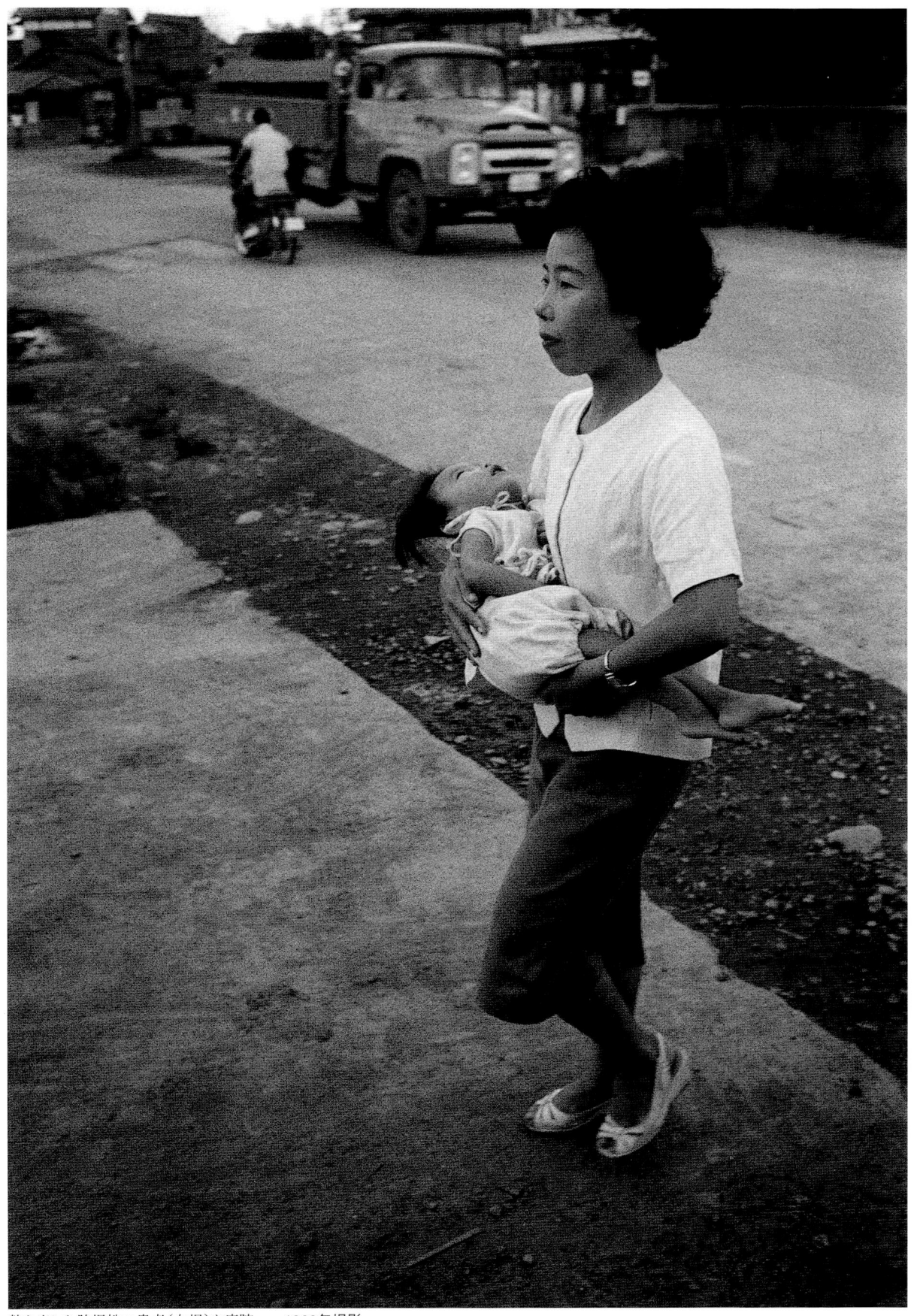

熱を出した胎児性の患者(女児)を病院へ　1960年撮影

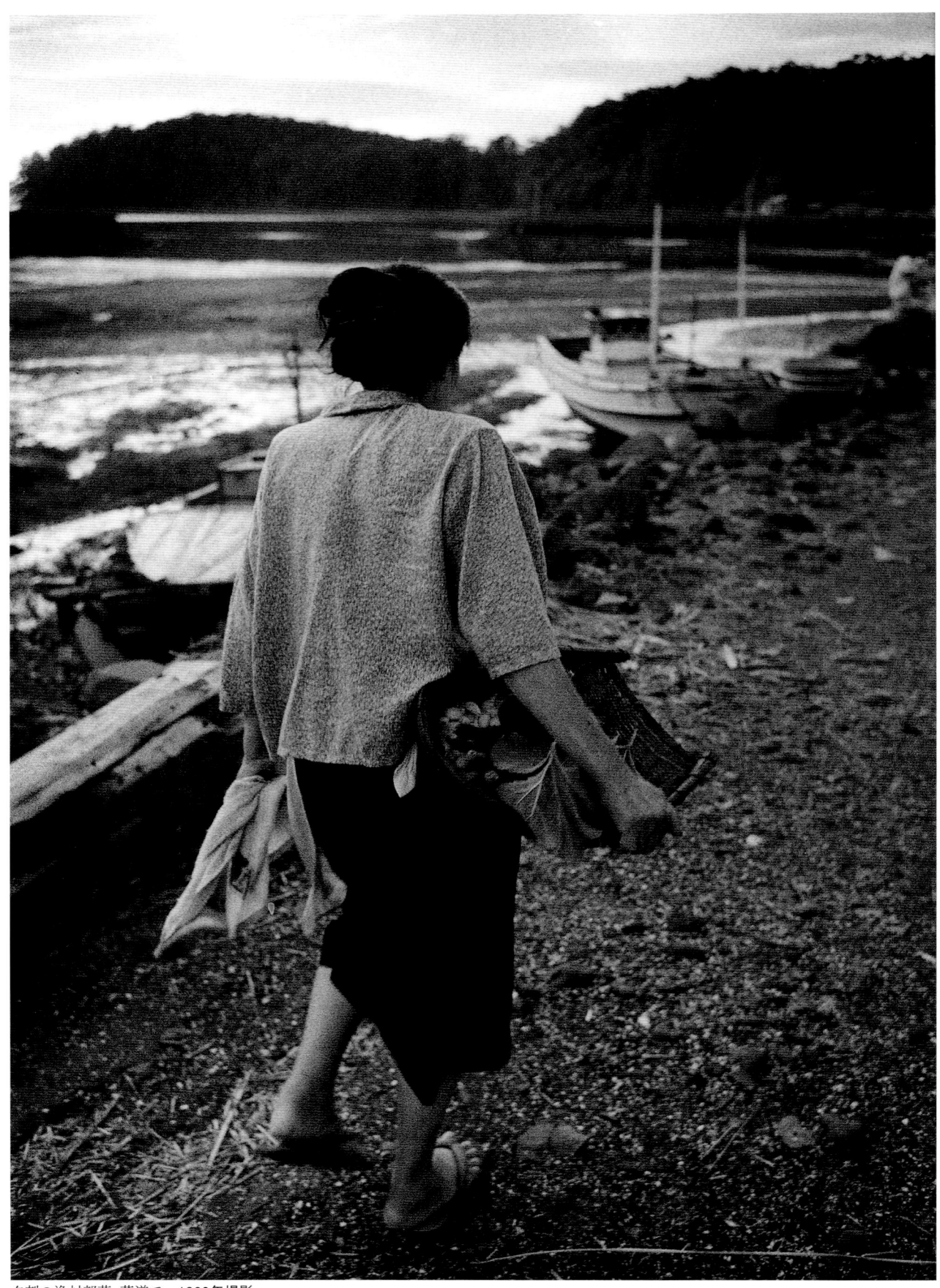

夕刻の漁村部落・茂道で　1960年撮影

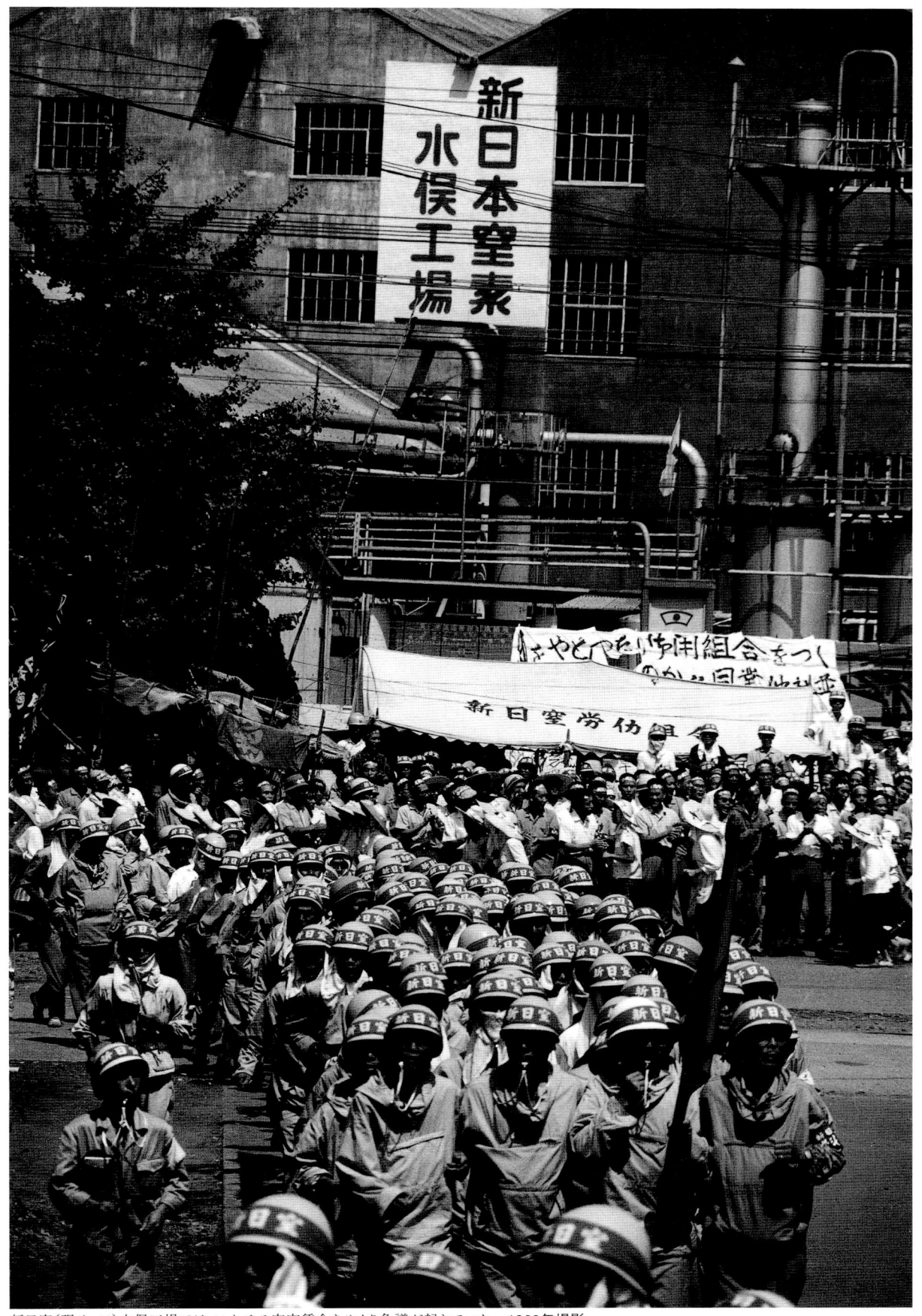

新日窒(現チッソ)水俣工場では、いわゆる安定賃金をめぐる争議が起きていた　1962年撮影

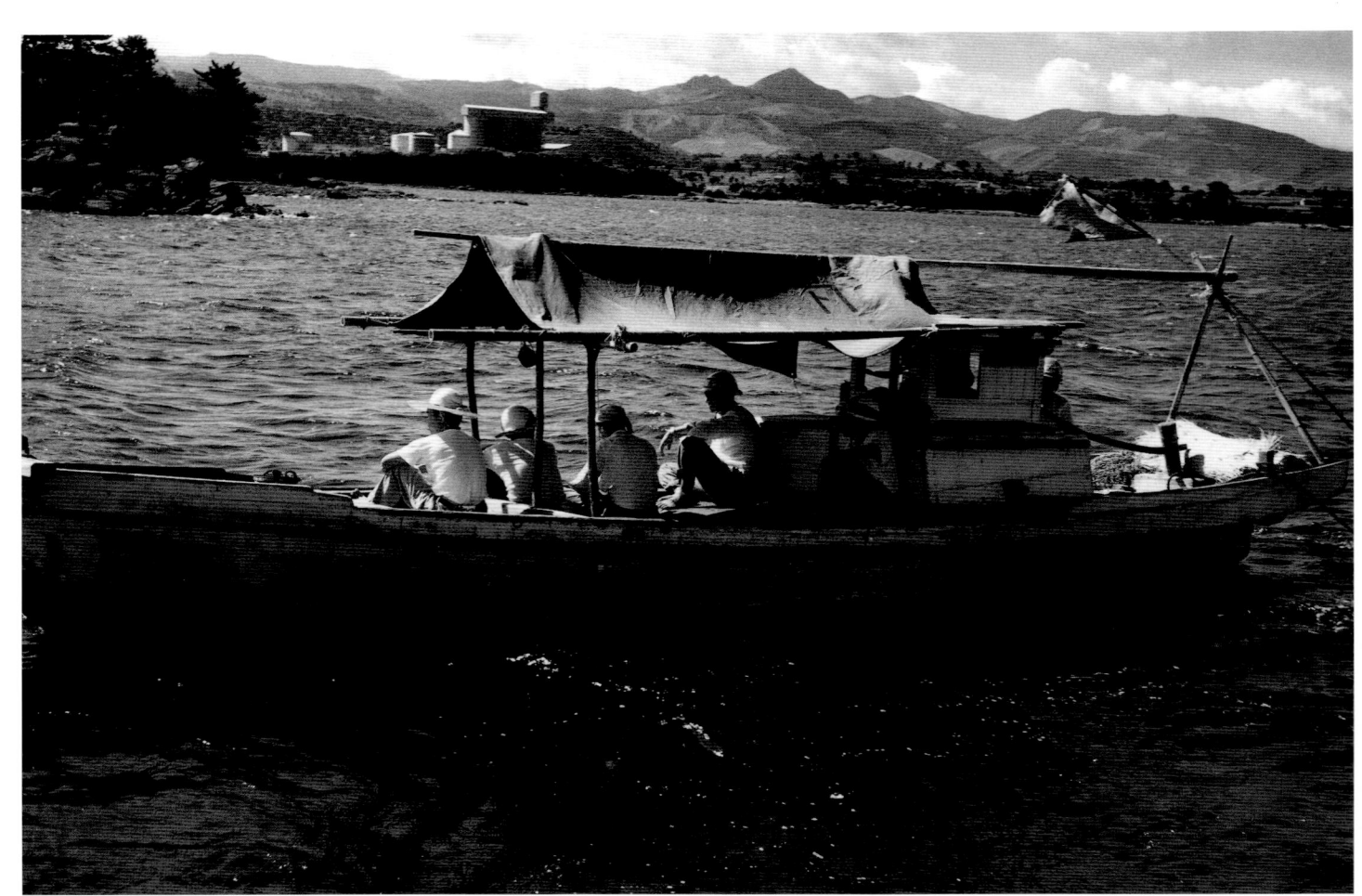

新日窒は水俣病の漁業補償交渉の結果、漁民を水俣工場に就職させた。労組（第1組合）に所属した漁民は争議中、海上からのスト破りを見張った　1962年撮影

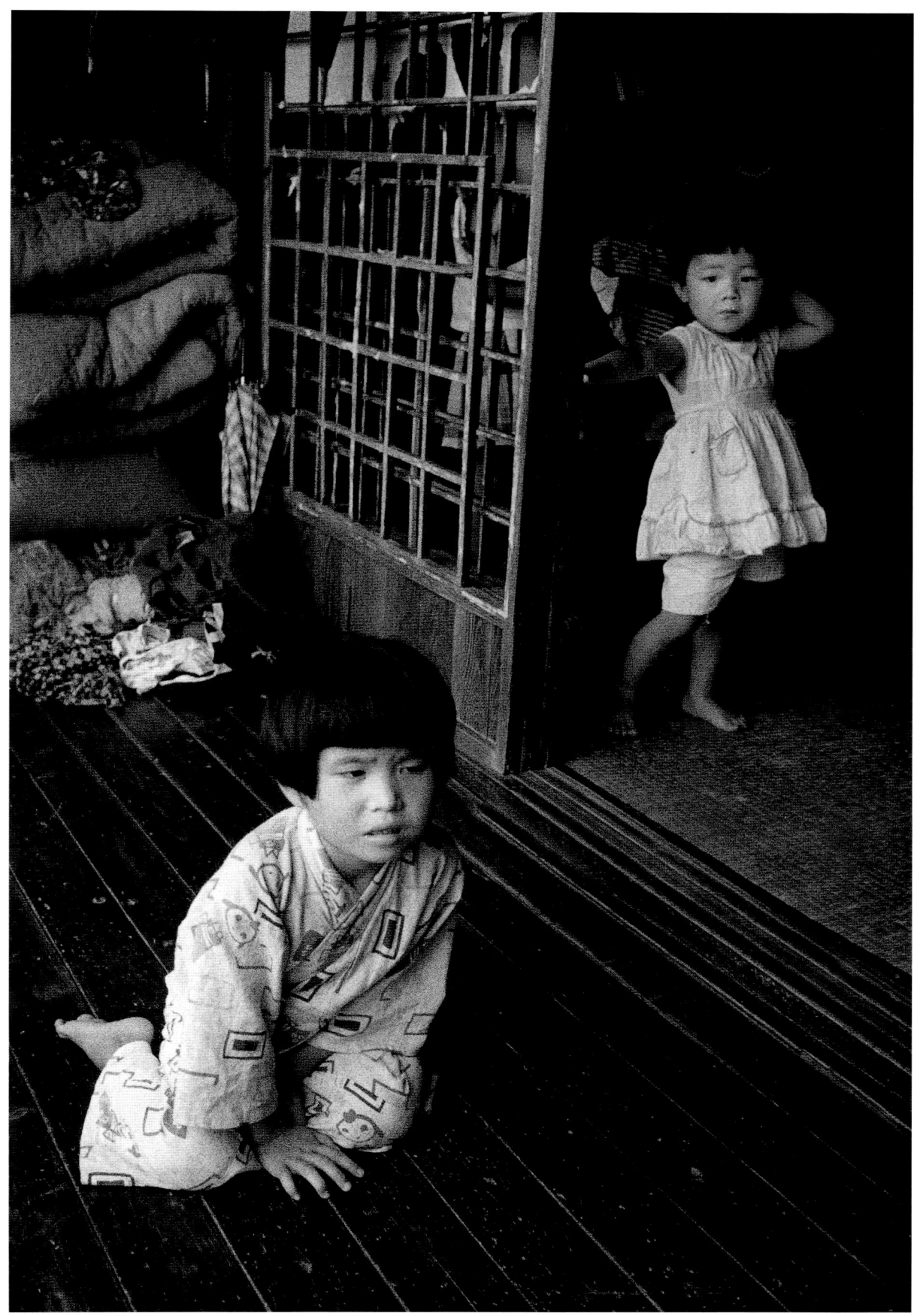

後に胎児性水俣病に認定される幼女　1960年撮影

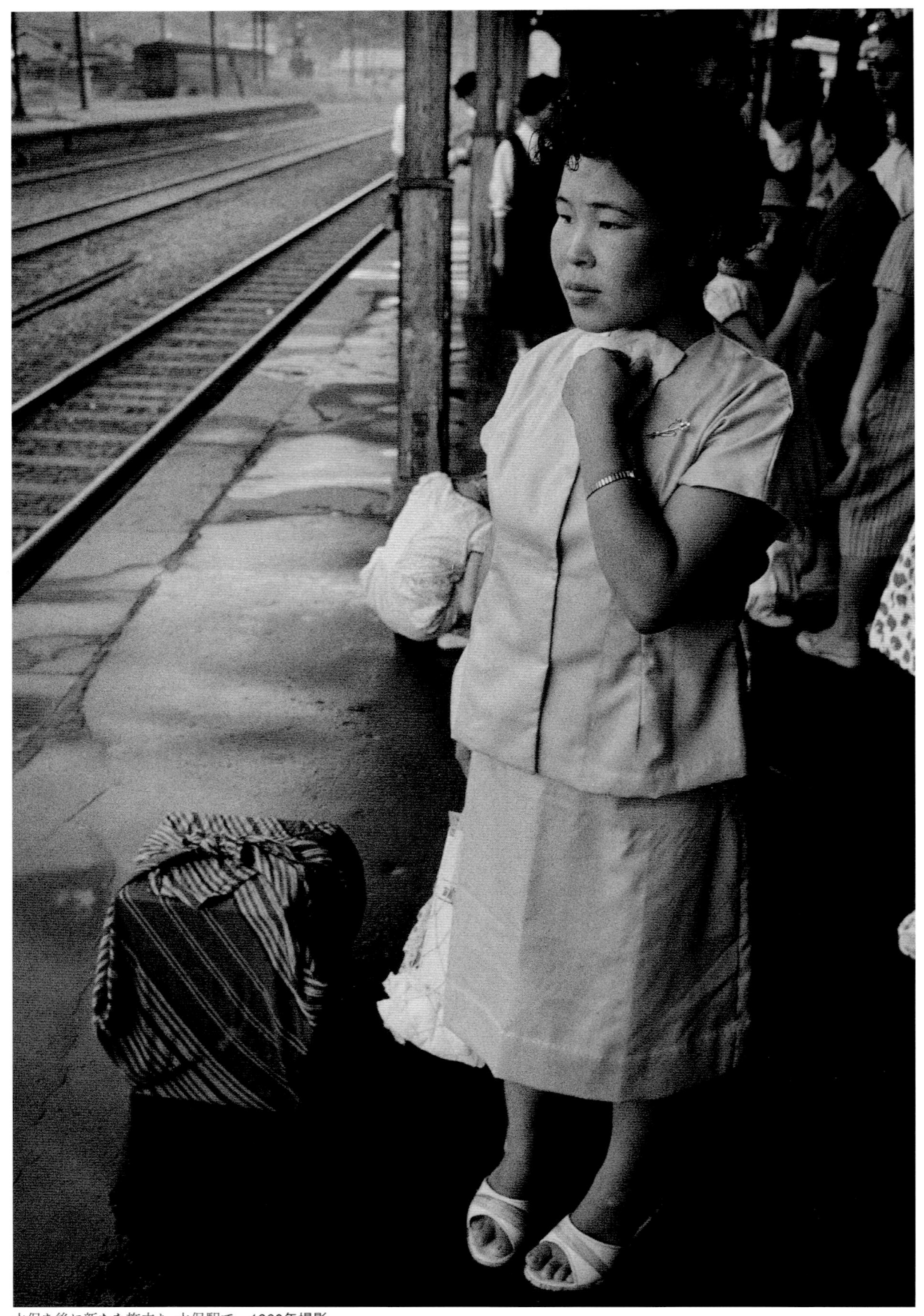

水俣を後に新たな旅立ち、水俣駅で　1960年撮影

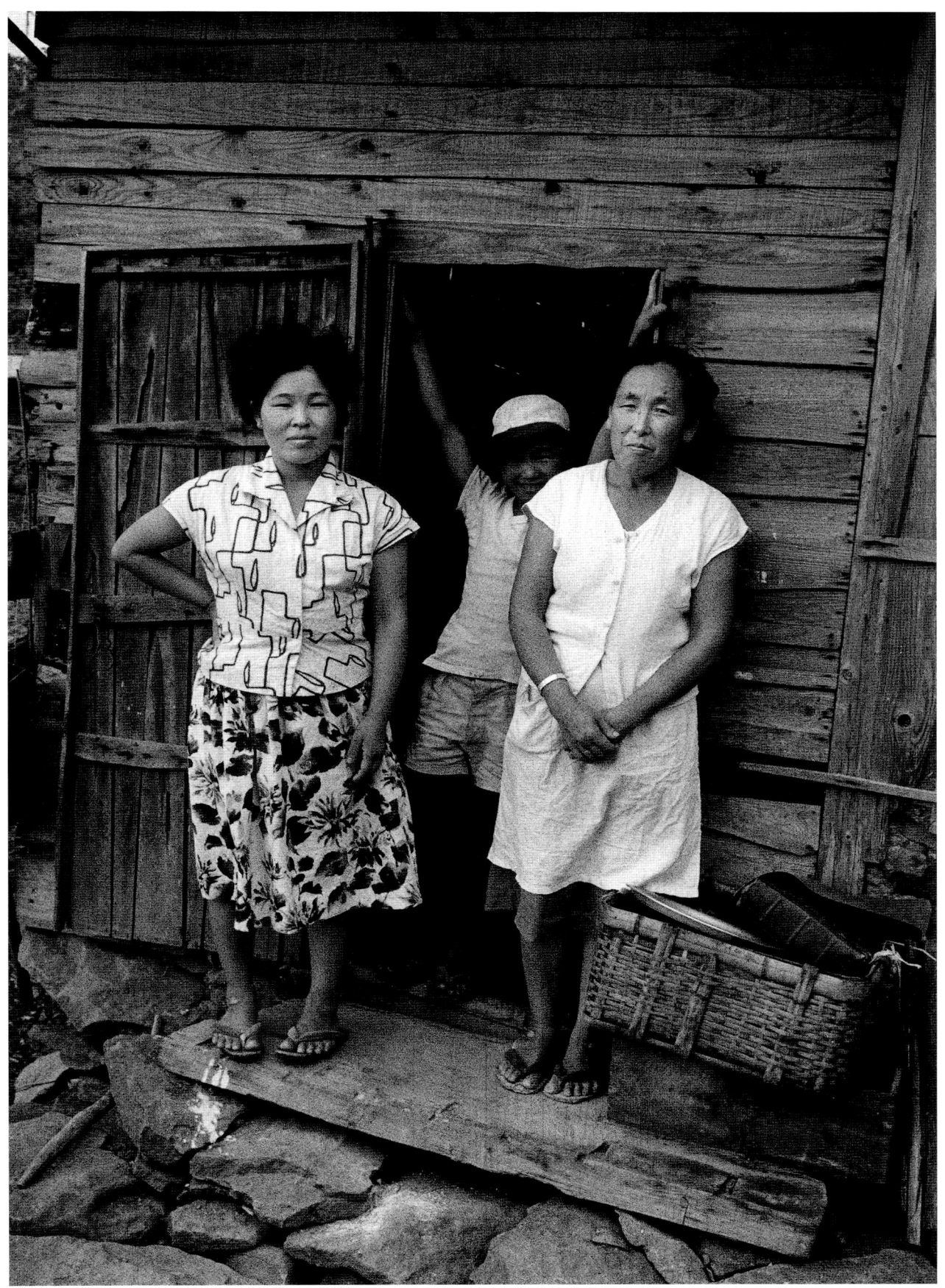

家族から多くの犠牲者（患者）が出た。縁戚まで入れると10数人に及ぶ　1960年撮影

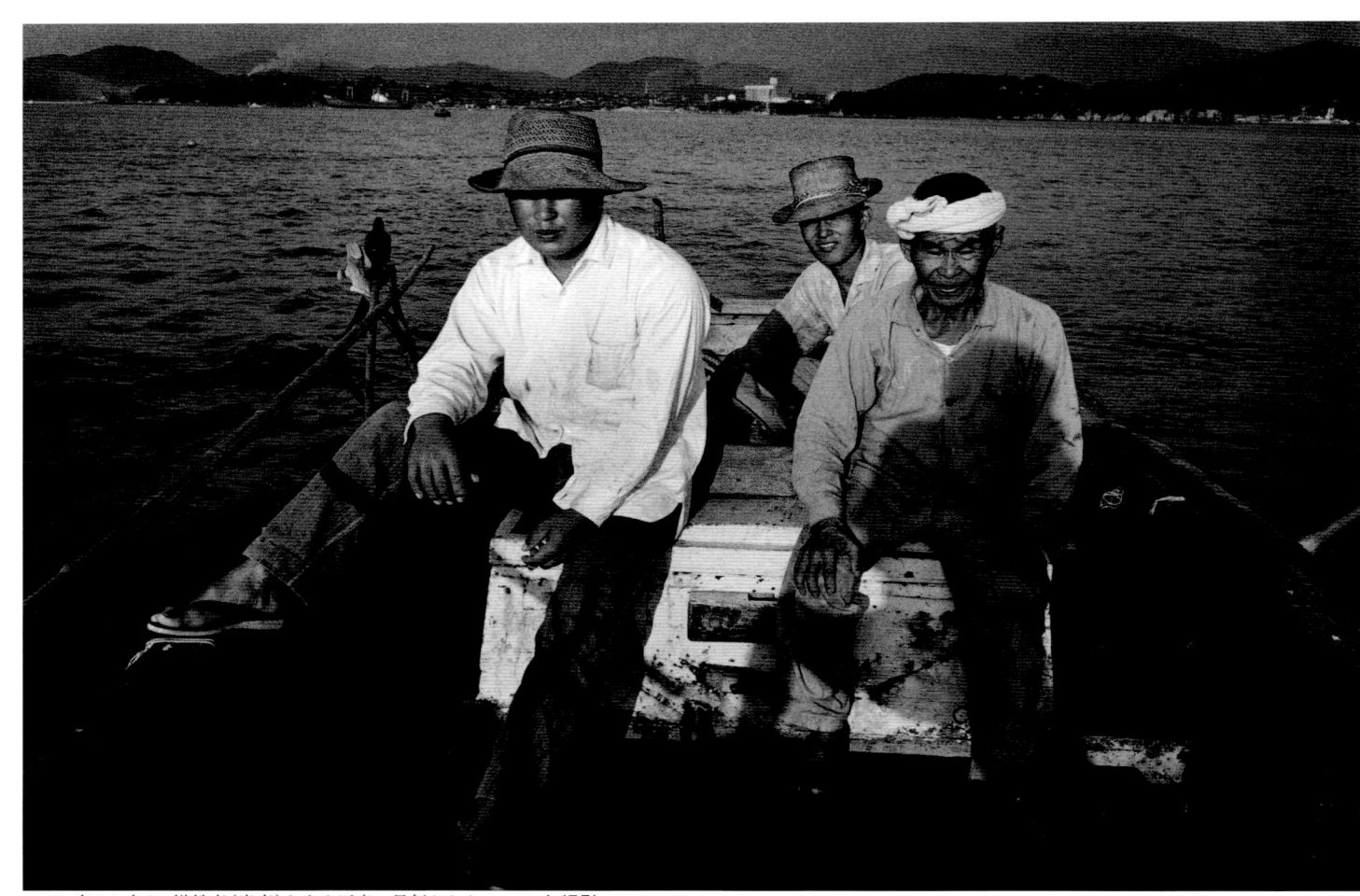

この一家から多くの犠牲者(患者)を出す不幸に見舞われた　1970年撮影

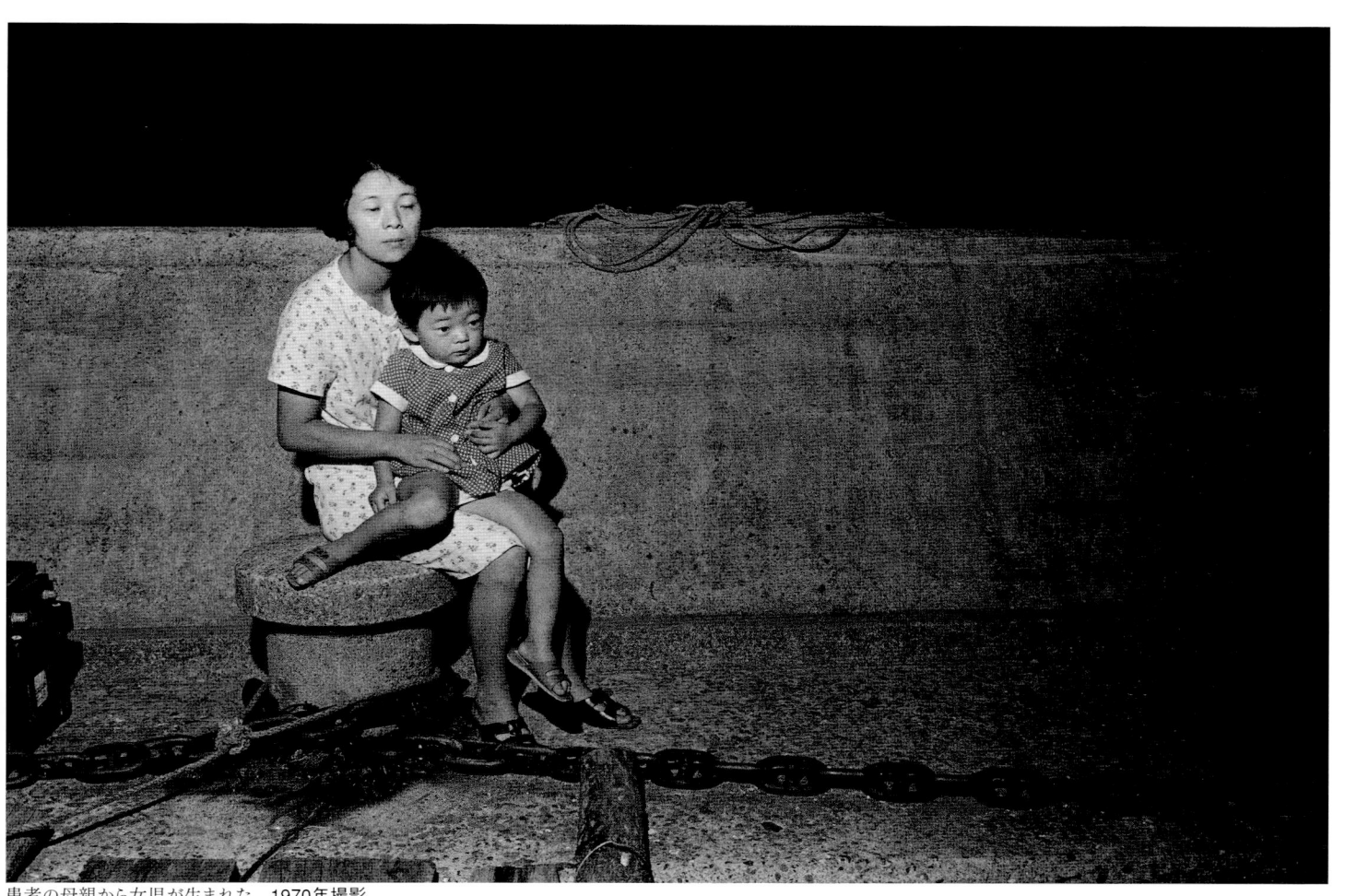

患者の母親から女児が生まれた　1970年撮影

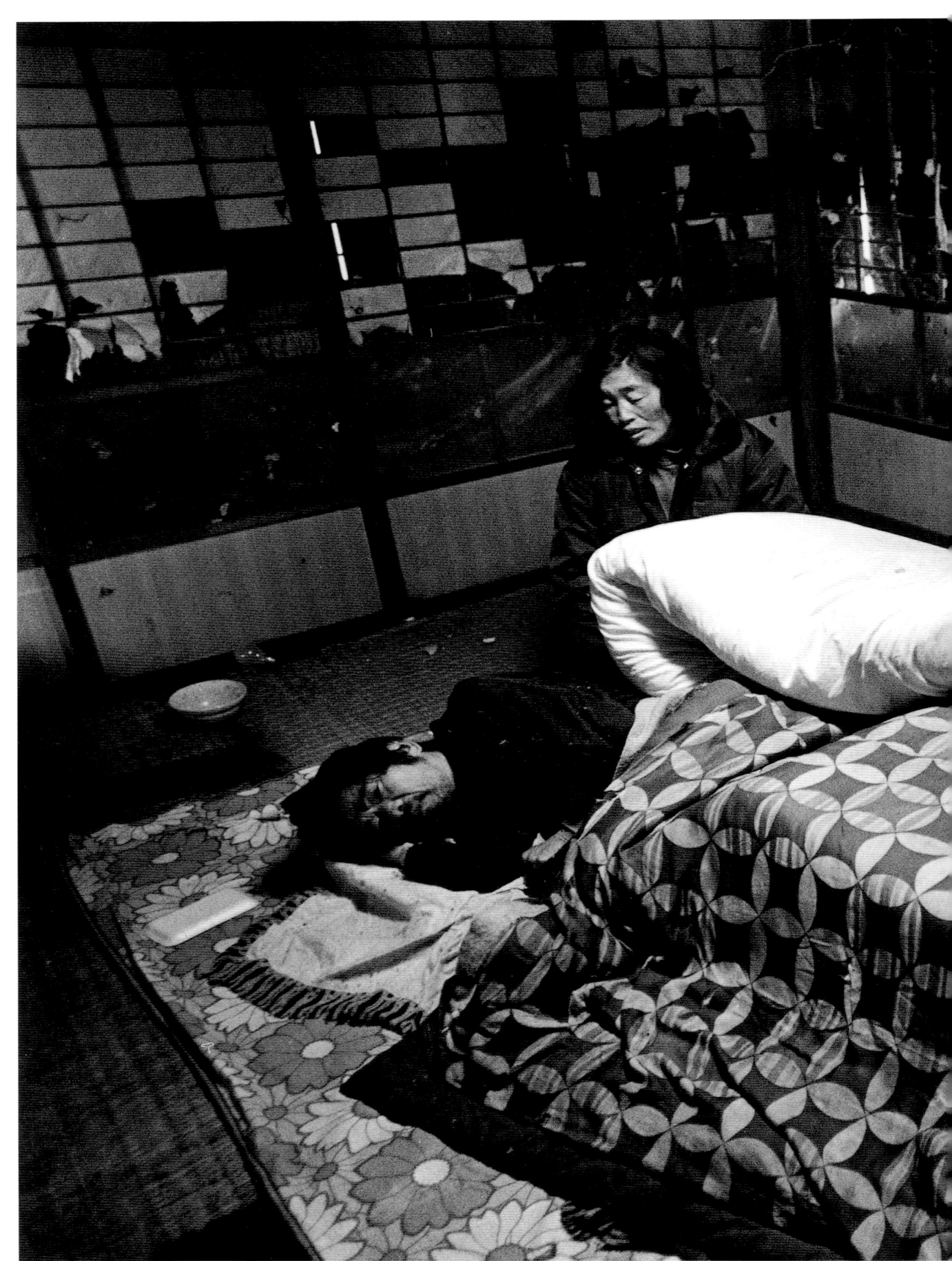

水俣病に認定されていない当時の患者と妻　1977年撮影

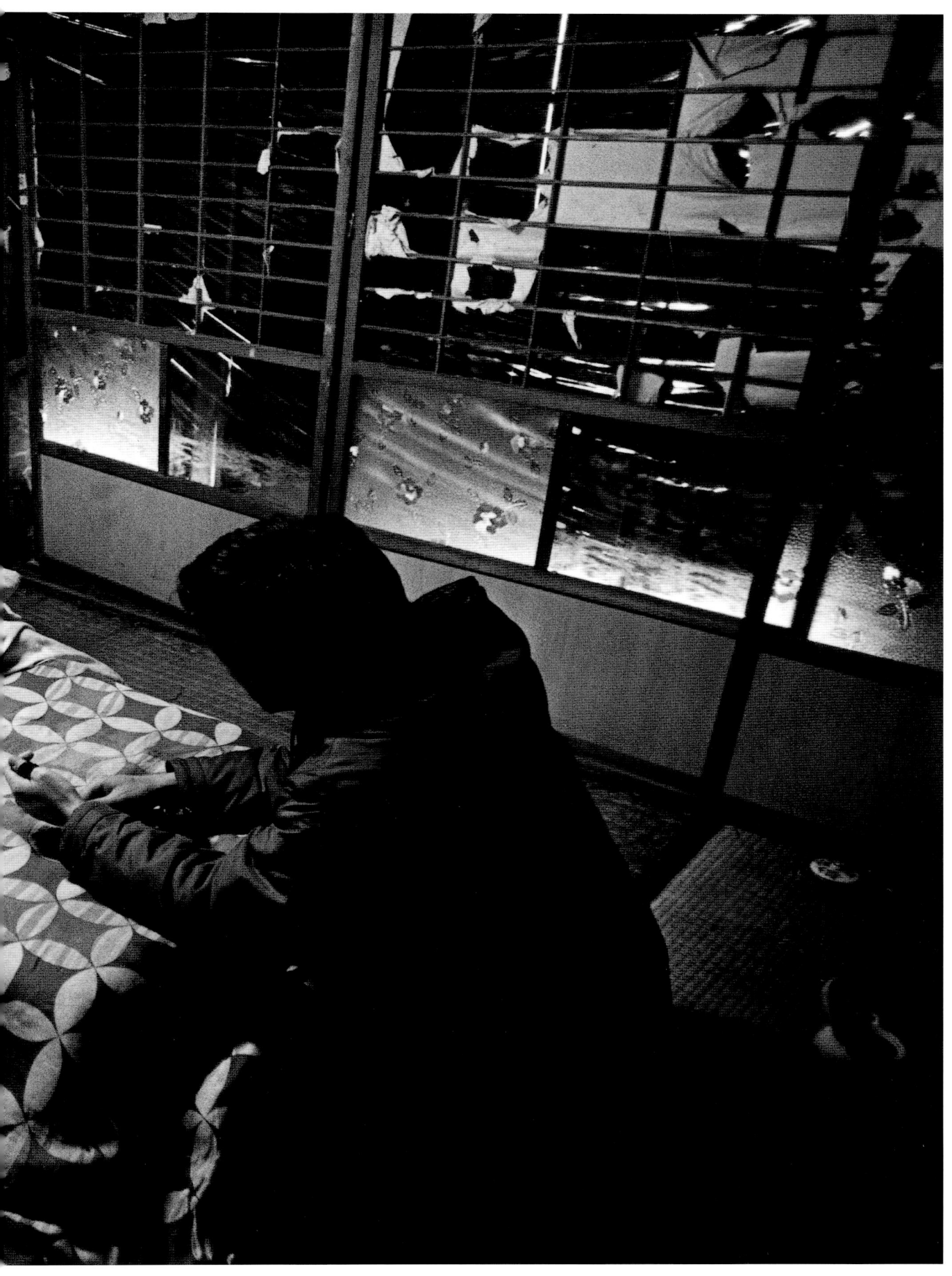

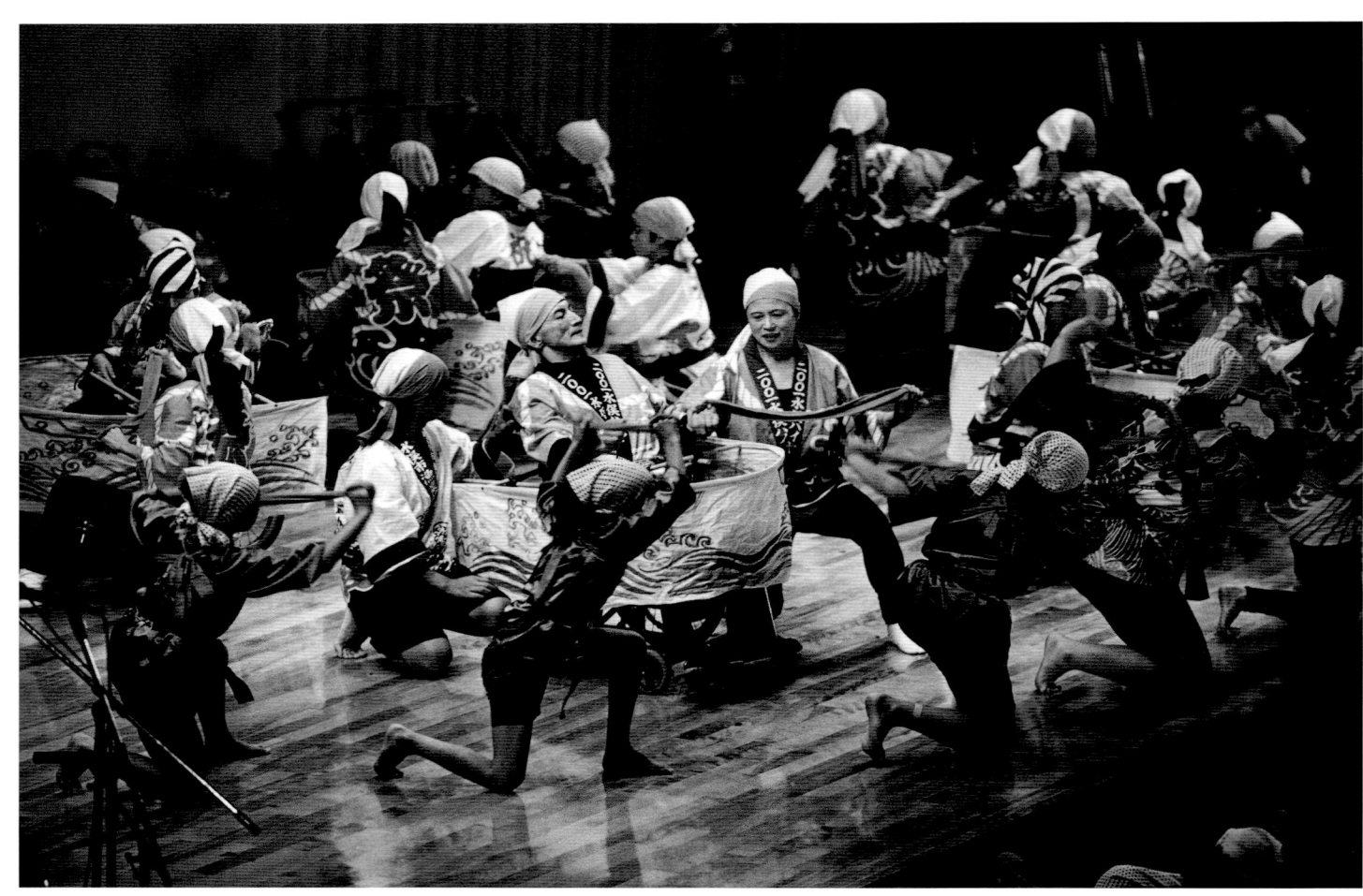

「水銀国際会議」のおり内外の学者たちの前で胎児性の患者も加わり「水俣ハイヤ節」を演じる　2001年撮影

塩田武史

SHIOTA Takeshi

塩田武史

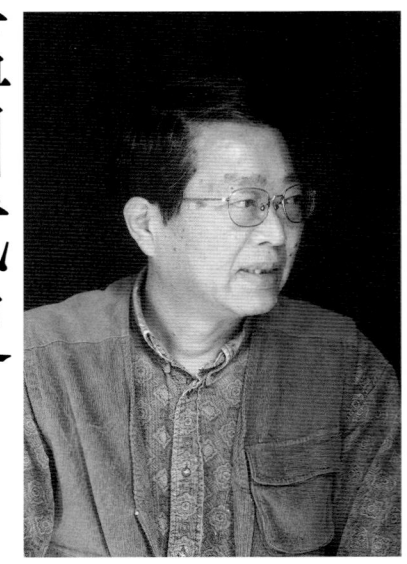

©SHIOTA Takeshi

　水俣病の爆心地ともいえる月浦・坪谷の肩を寄せ合うような数戸の集落に最初の水俣病の被害が襲った。

　幼い姉妹が朝食の時、相次いで手に持った箸や茶碗を落とすようになった。父親はそれを激しく叱り、母親は「おかしか…」と首をひねった。

　それが半世紀にわたる田中家の悲劇の始まりであった。

水俣病事件に翻弄される田中家の場合

Profile

- ●生年月日　1945年4月15日
- ●出 身 地　香川県高松市

1964年	4月	高松商業高校を卒業後、大阪で就職
1965年	4月	法政大学社会学部に入学、カメラ部に入部
1967年	8月	胎児性水俣病患者危篤の記事を見て、沖縄の帰途、初めて水俣を訪問
1968年	8月	胎児性水俣病患者を初めて撮影
1969年		土本典昭監督の「水俣ー患者さんとその世界」の取材でスチール撮影を担当
1970年	5月	大学卒業後、熊本県水俣市に移住し、患者の裁判闘争と援農援漁を始める「アサヒグラフ」に初めて写真を提供（16ページ）廃刊まで続く
1971年	6月	銀座・ニコンサロンで初の個展「水俣・深き淵より」を開催
1972年	2月	結婚
1972年	6月	水俣病患者とともに第1回「国連人権環境会議」のストックホルムを訪問
1973年	3月	初の写真集『写真報告 水俣ー'68ー'72深き淵より』を西日本新聞より出版
1974年	6月	水俣病患者らとともにカナダの水俣病患者居留地を訪問
1974年	10月	国連環境計画（UNEP）主催の第1回「世界環境写真コンテスト」で特別賞を受賞
1976年		雑誌『技術と人間』で「水俣からの報告」を11回連載
1979年		『熊本日日新聞』に「水俣写行記」6回連載

1985年　妻・子3人とともに熊本市に移住。パンフレット、メニューなどの制作で
　　　　生計を立てる
2000年　水俣市立水俣病資料館の依頼により26カットを寄贈
2006年　『西日本新聞』、「深き淵の記憶―塩田武史さんの写真から」を
　　　　9回連載（本文は記者による）
　　　　『朝日新聞』熊本版、「水俣・深き淵の回想―塩田武史さんの写真から」
　　　　10回連載（写真・文章とも）

*「水俣／水俣病」との係わり
　　　　法政大学2年時に、ある原爆被爆者の勉強会に参加し、「胎内被爆者」のことを知る。
　　　　一方、小さな新聞記事に「胎児性水俣病」のことを見つけ、両者の関連性に興味を持つ。

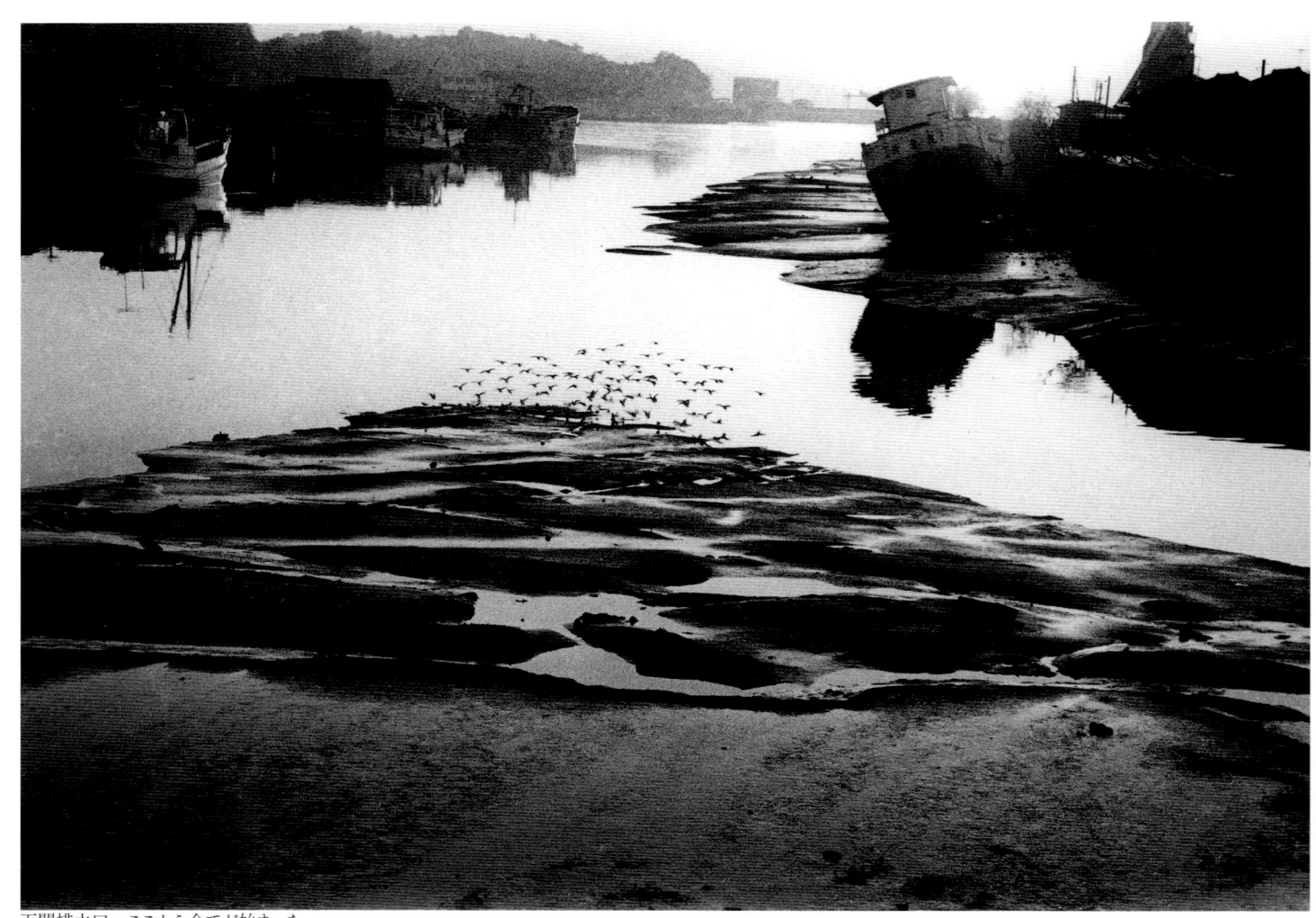

百間排水口　ここから全てが始まった

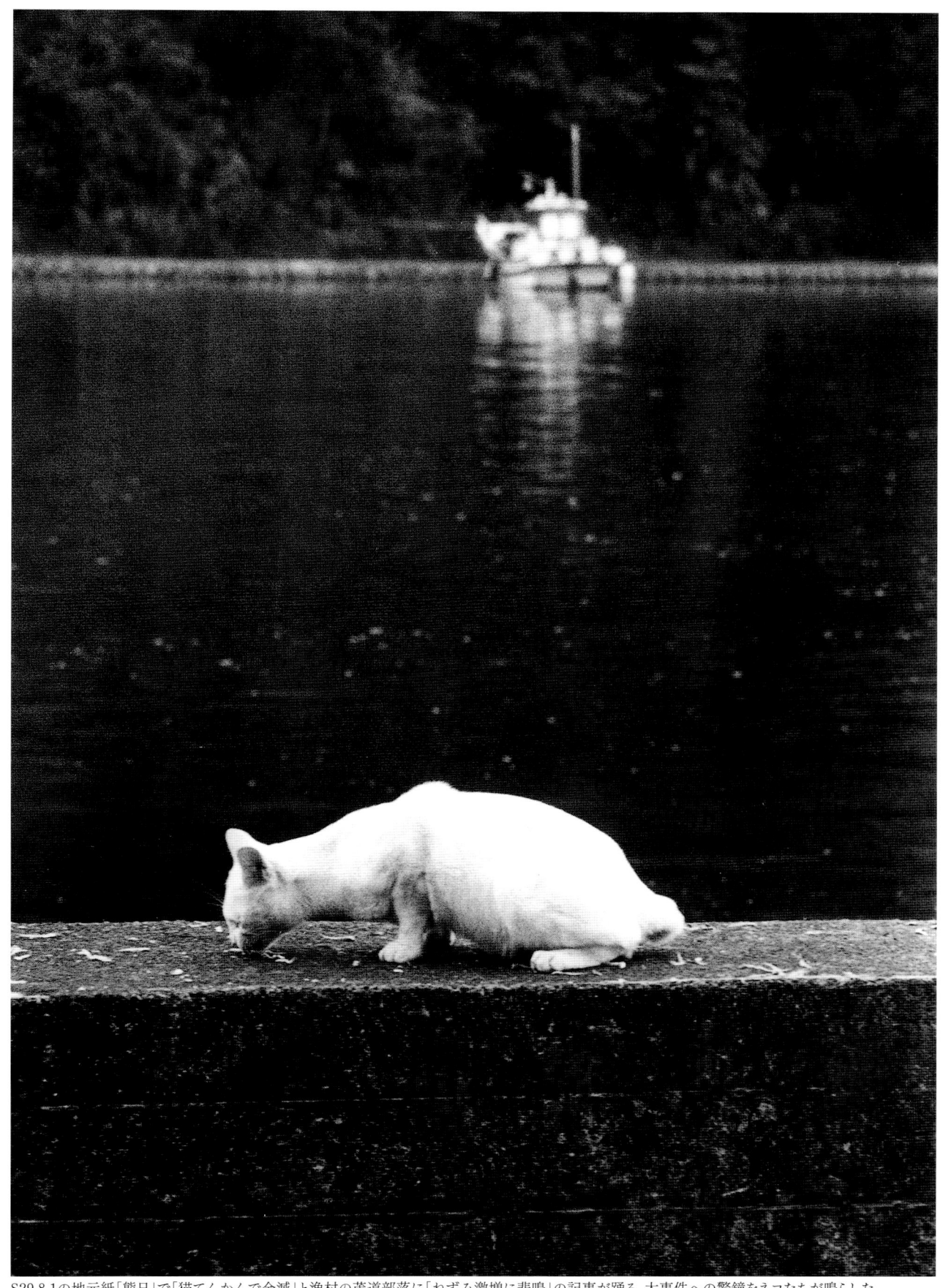

S29.8.1の地元紙「熊日」で「猫てんかんで全滅」と漁村の茂道部落に「ねずみ激増に悲鳴」の記事が踊る。大事件への警鐘をネコたちが鳴らした。
S44.7.26

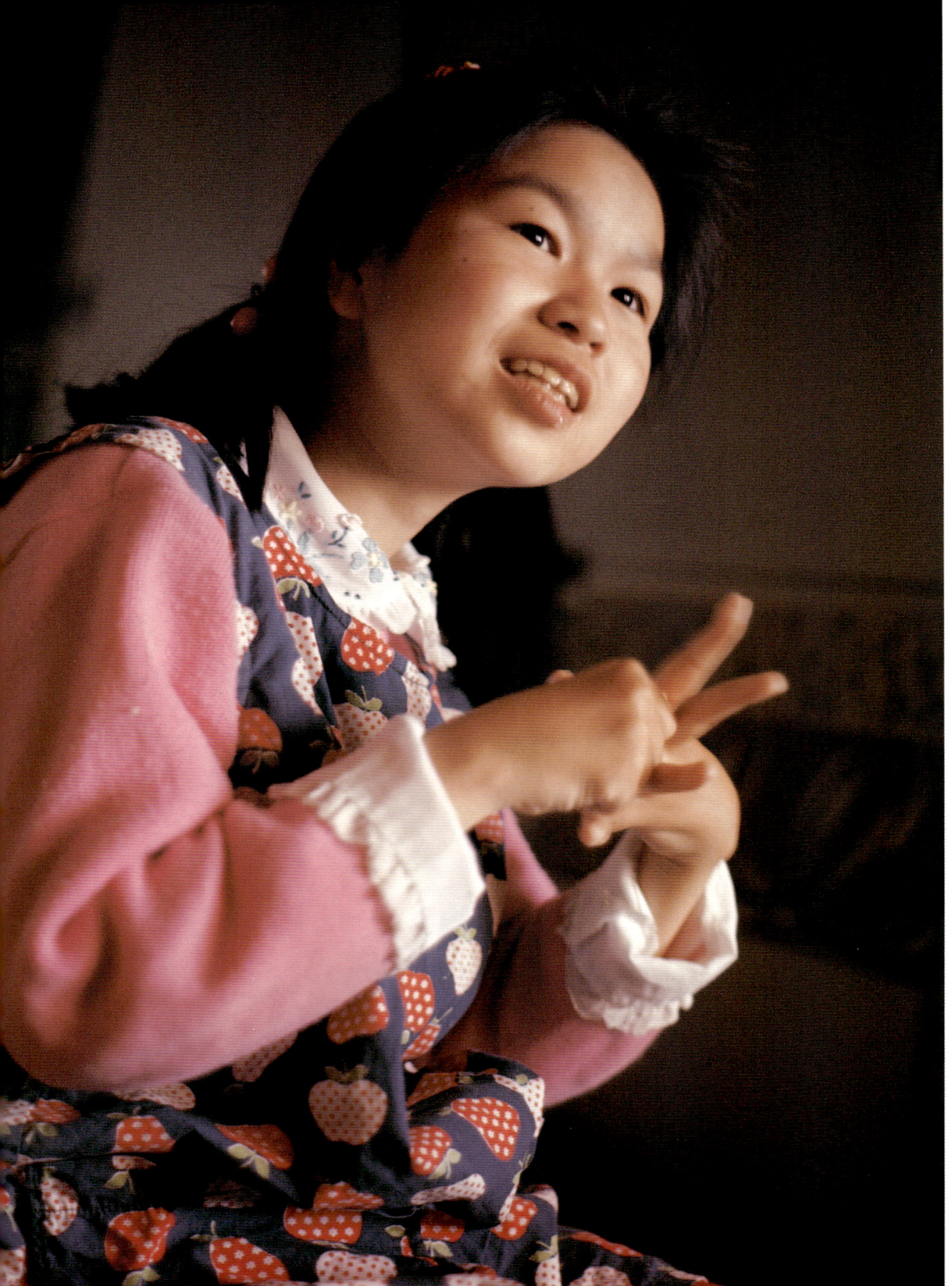

「美しゅ撮らんば・・・」
カメラを向ける度に母親から言われていた若かった写真家はこれを単に社交辞令(挨拶程度)に考えていた。かつての自分の写真集に"涎を流す"写真を載せてしまった苦い想いがあった。それから30余年を経て埋もれていたカラー写真の中に1枚のポジを見つけ出す。それは匂い立つようなまさに"美しい"カットだった。やっとこの写真を水俣病で亡くなったご両親の替わりに兄姉に手渡すことが出来た。

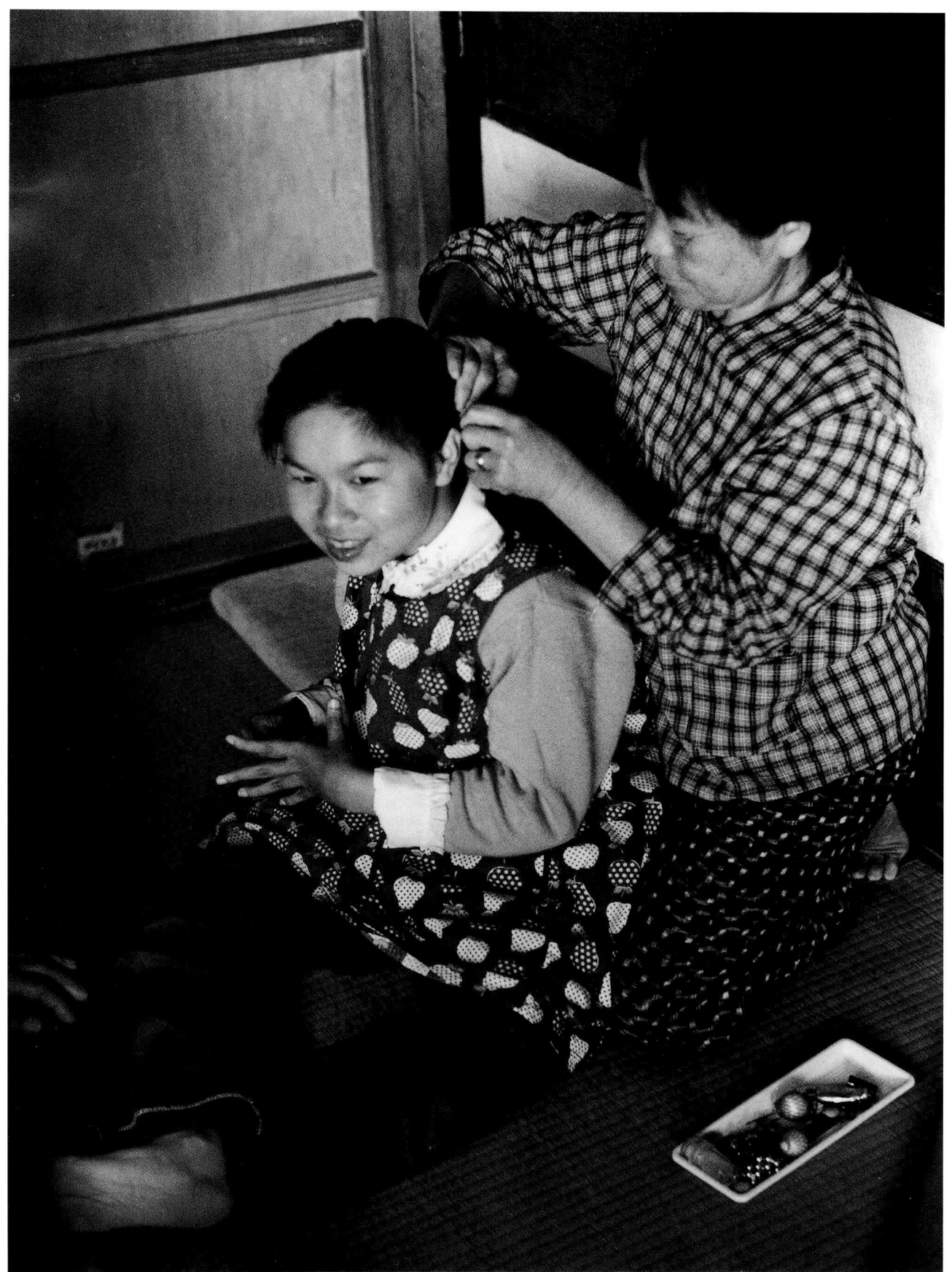
今、想うとこのように母親(アサヲさん・当時53才)の不憫な娘に対する接し方はあくまでも優しく、非のうちどころはなかった。

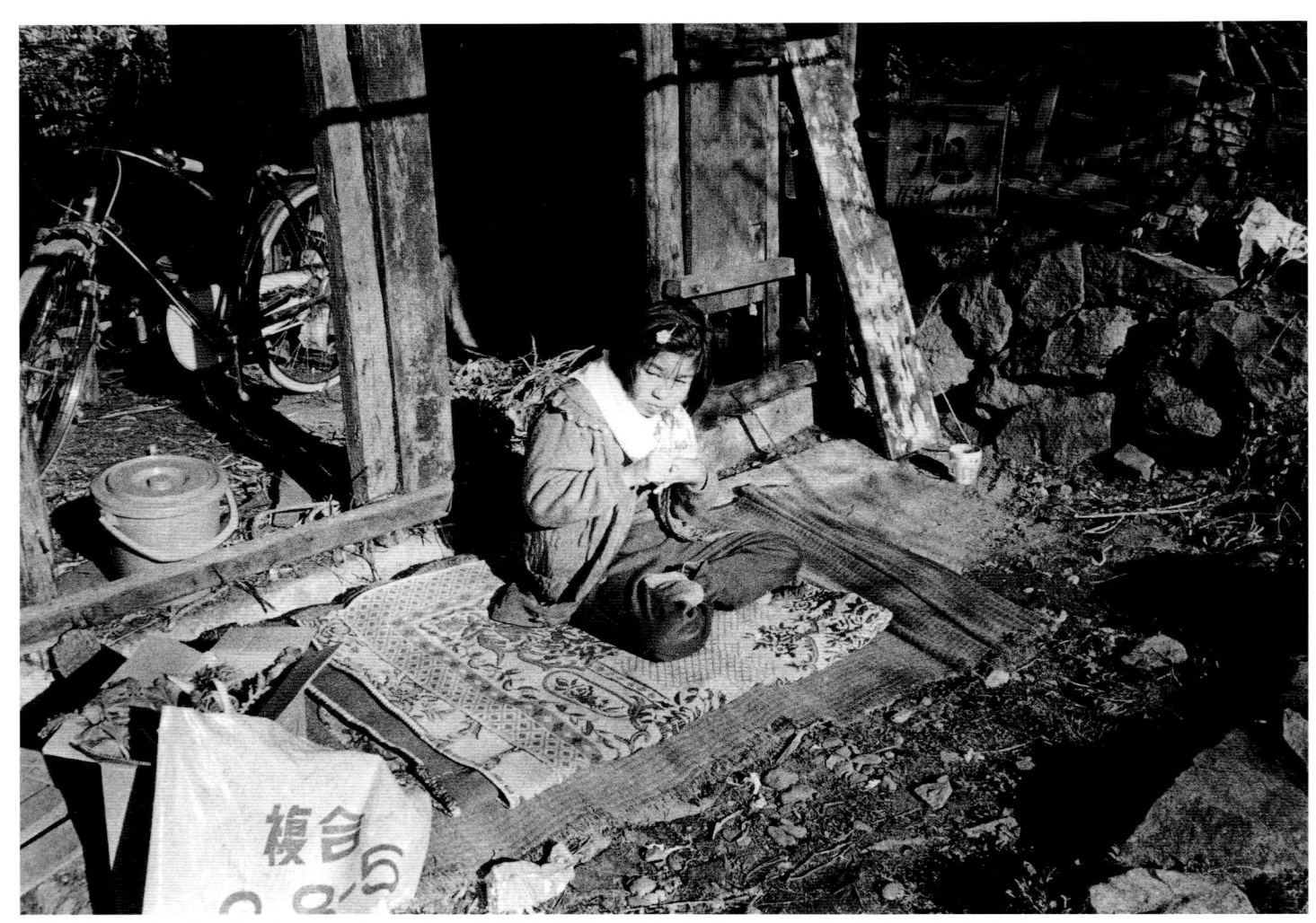

両親が畑(ミカン山)に出てる間の実子さんの"日なたぼっこ"。裁判闘争など忙しい日常の中のなにげない両親の行き届いた配慮が見られる。　S45.3.5

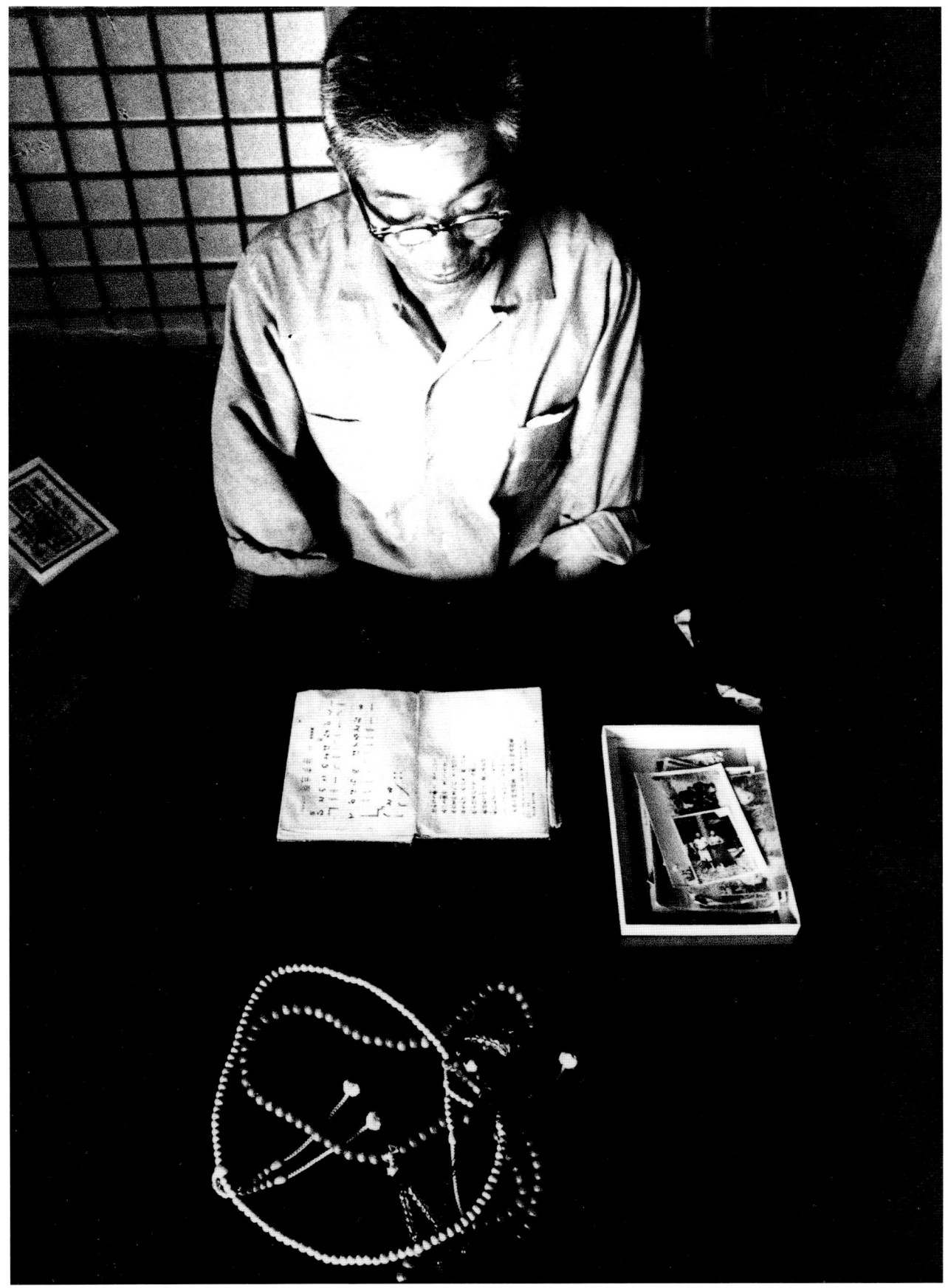

水俣病で三女を奪われ、四女も患う。その無念さをチッソの幹部にぶつけようと御詠歌の練習に余念がない田中義光さん(61才)

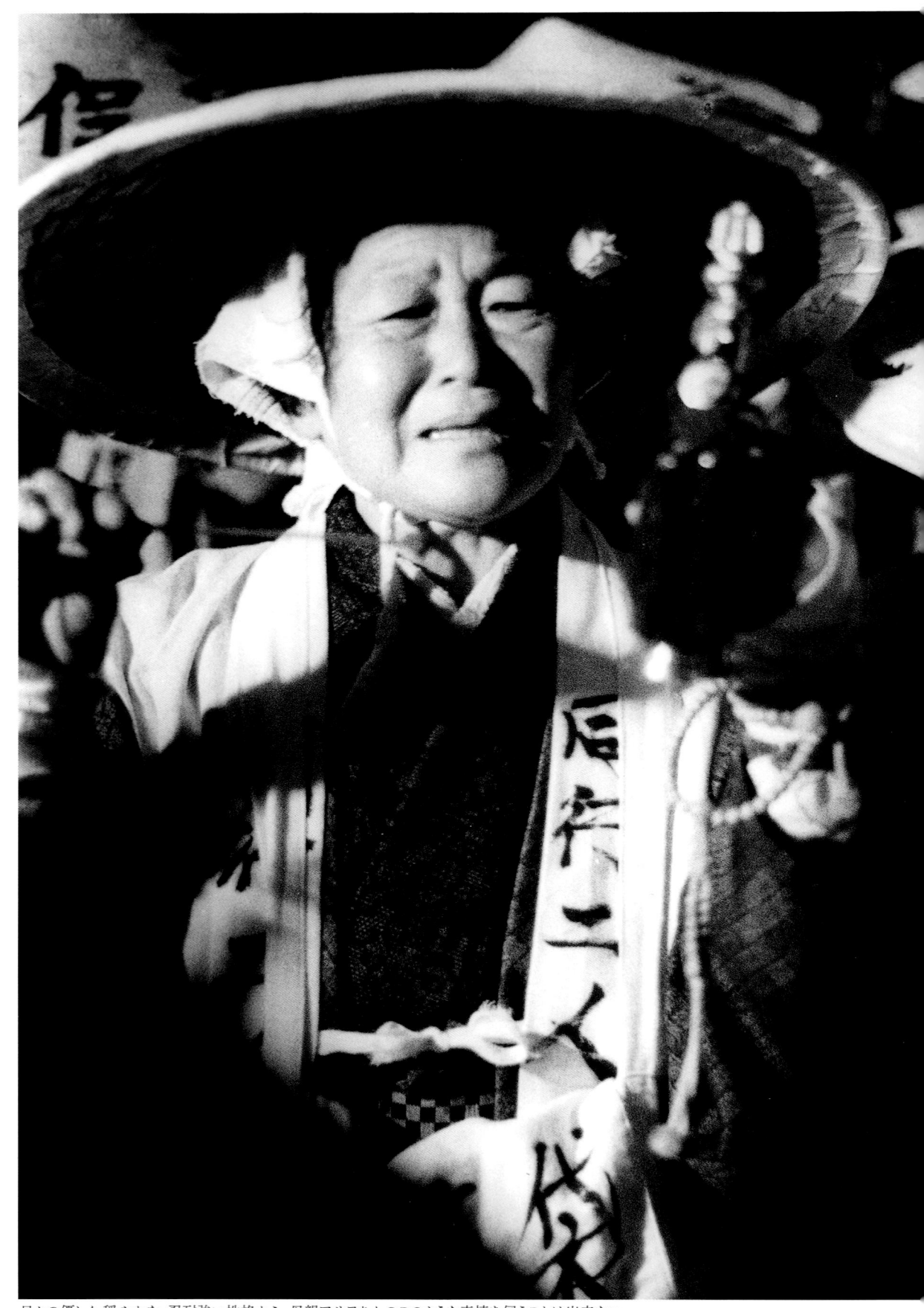

日々の優しく、穏やかな、忍耐強い性格から、母親アサヲさんのこのような表情を伺うことは出来ない。
過酷な運命を一身に背負わされた一家を支えてきた忍苦に今にも倒れそうだった。この写真を見るのは今でも辛い。
S46.5.26撮影—S62.6.18死亡　チッソ株主総会　大阪厚生年金会館

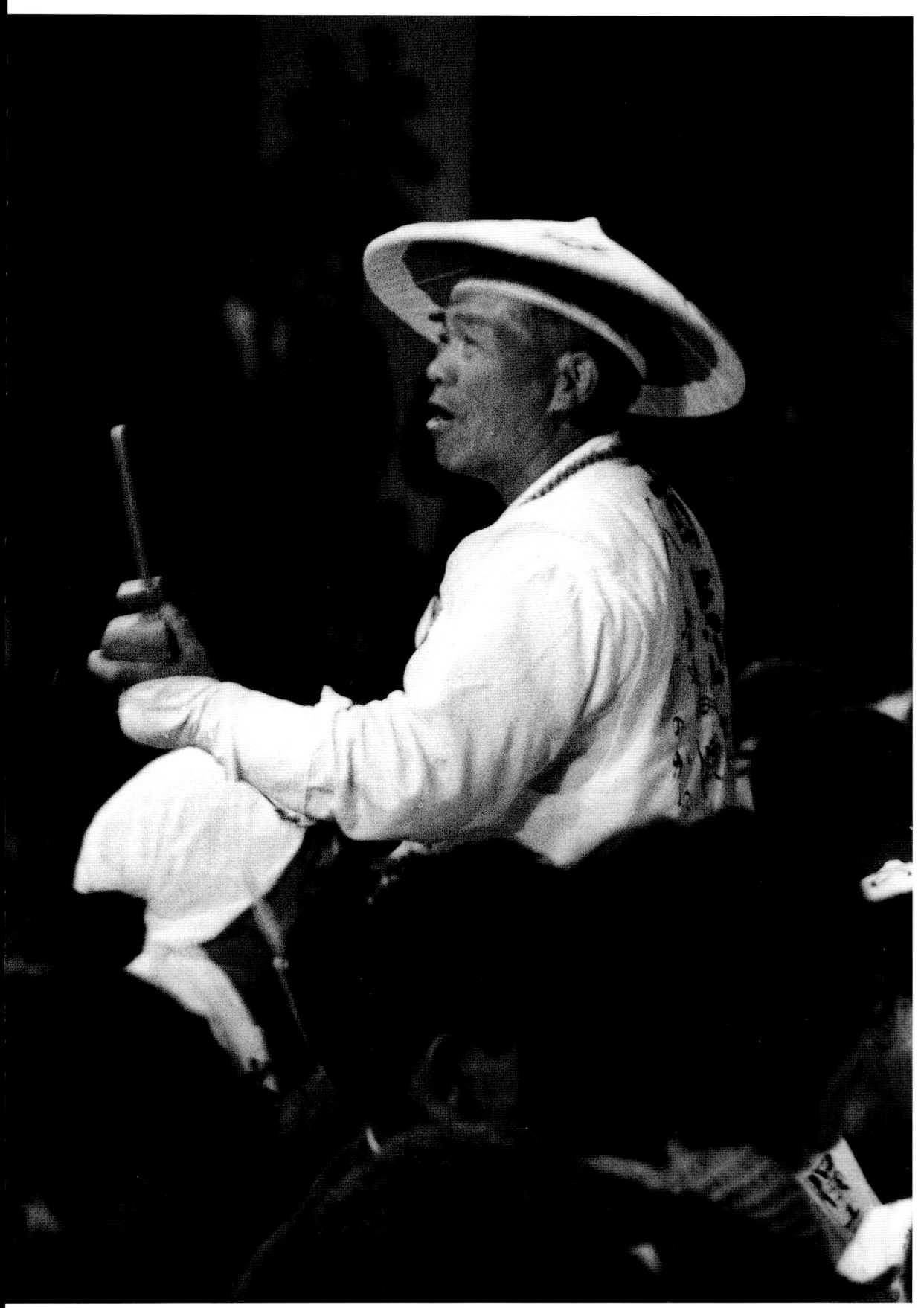

「お前はなして生きとるか!」
当時の江頭チッソ社長に向かって叫ぶ父親の義光さん(61才)。娘(三女)を殺されたという無念の想いがほとばしる。
S45.11.28撮影—S62.1.12死亡　チッソ株主総会　大阪厚生年金会館

原田正純(当時、熊大医学部助教授)氏の手助けで裁判長の前で立ってみせる田中実子さん。私は不覚にもその時まで、実子さんがこのように立てることは知らなかった。いきなり立ち上がった実子さんに驚き、カメラはぶれている。S46.1.9
水俣裁判現地尋問

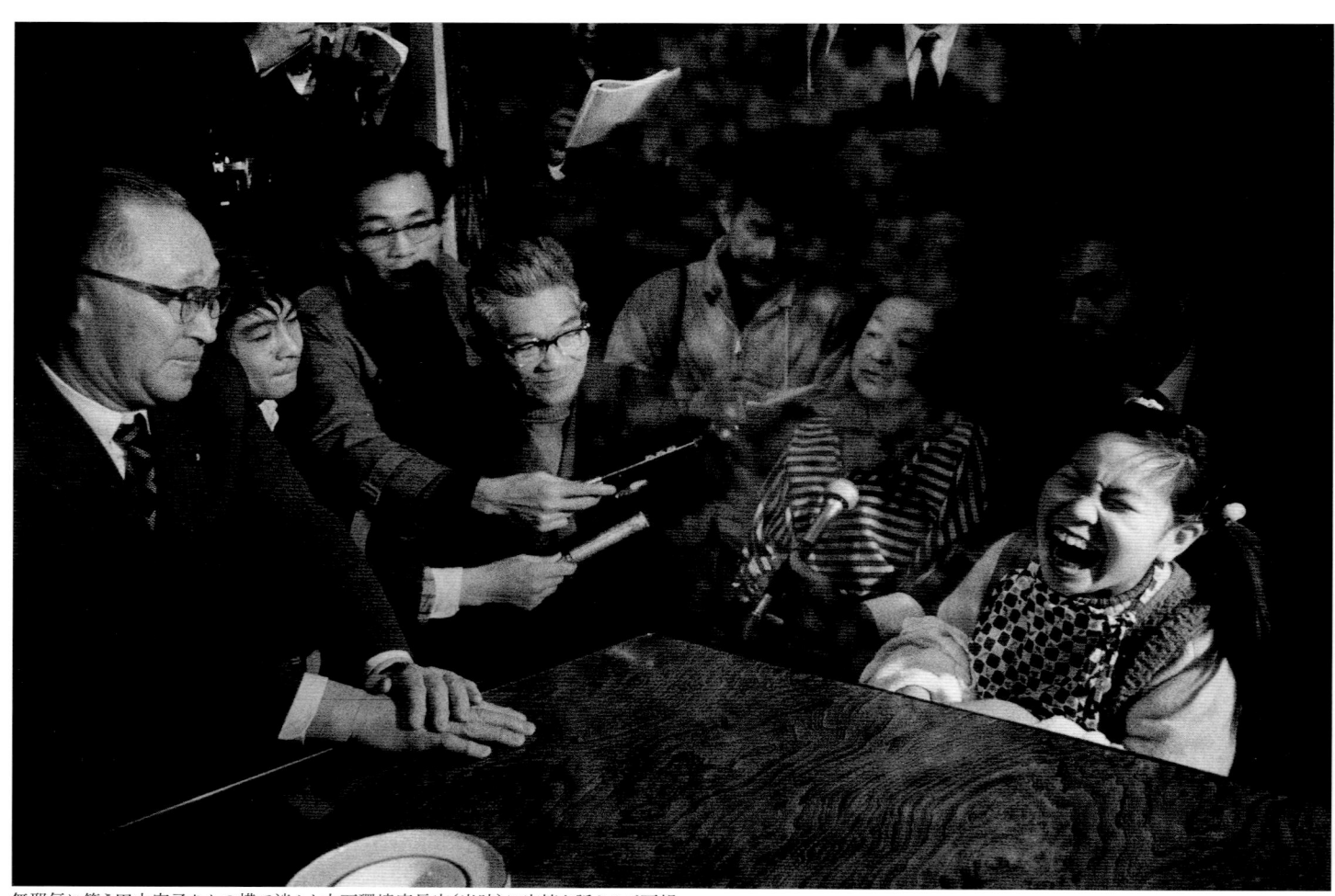

無邪気に笑う田中実子さんの横で淡々と大石環境庁長官(当時)に実情を訴えるご両親。
初めて水俣病患者に会った(それも劇症型)長官(医者でもある)に言葉は少なかった。
S47.2.27 月浦、坪谷にて

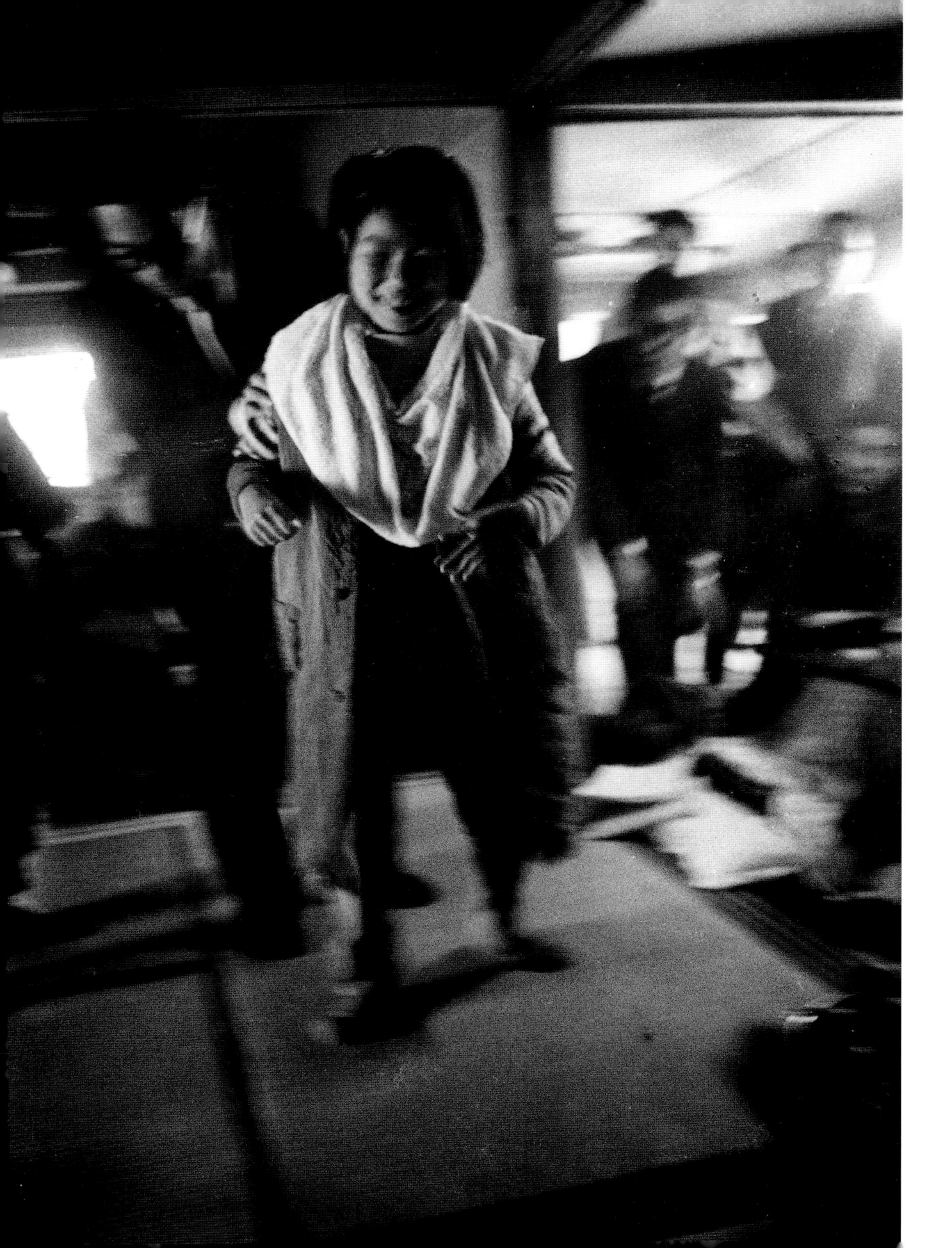

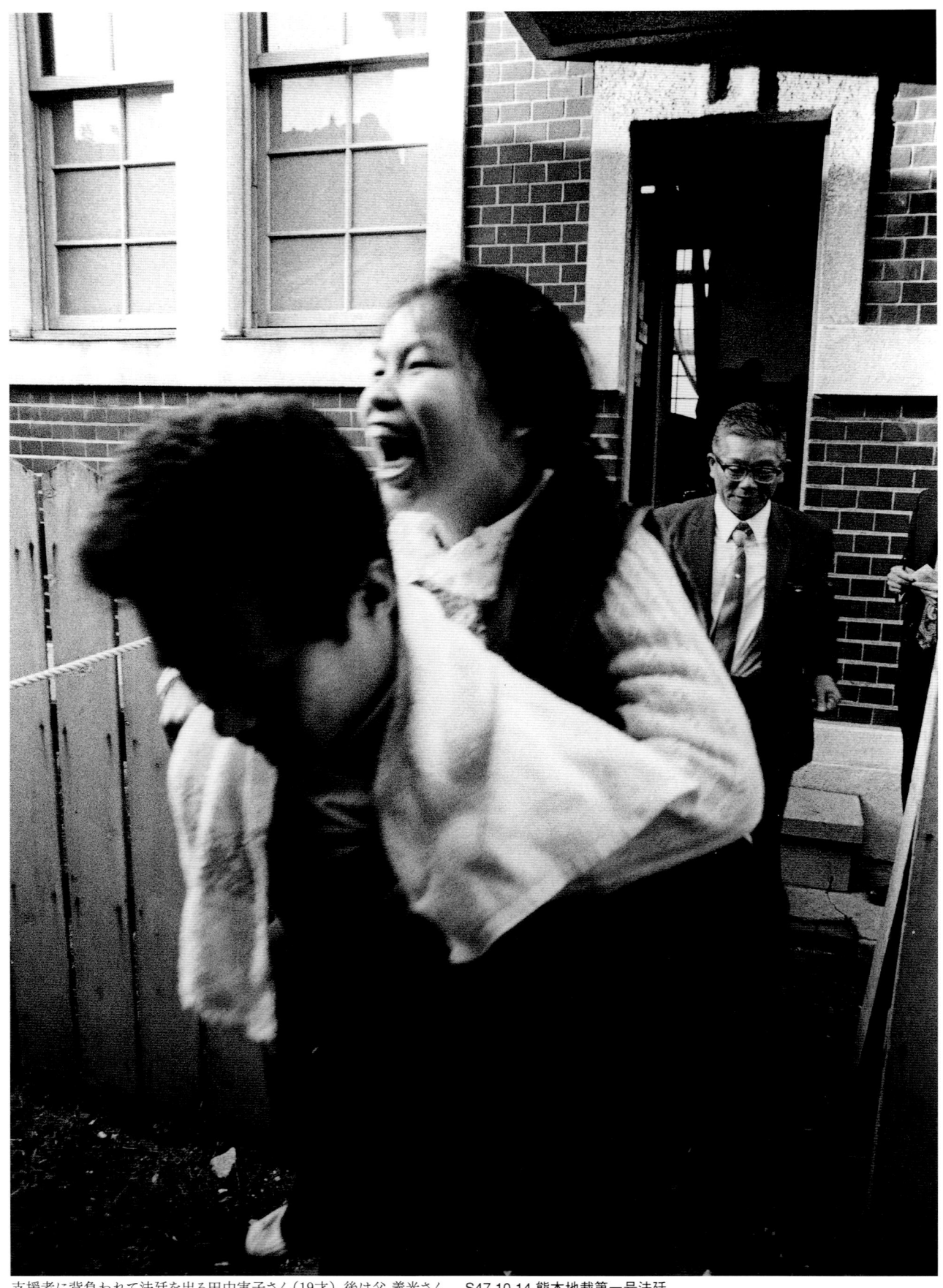

支援者に背負われて法廷を出る田中実子さん(19才)。後は父 義光さん　　S47.10.14 熊本地裁第一号法廷

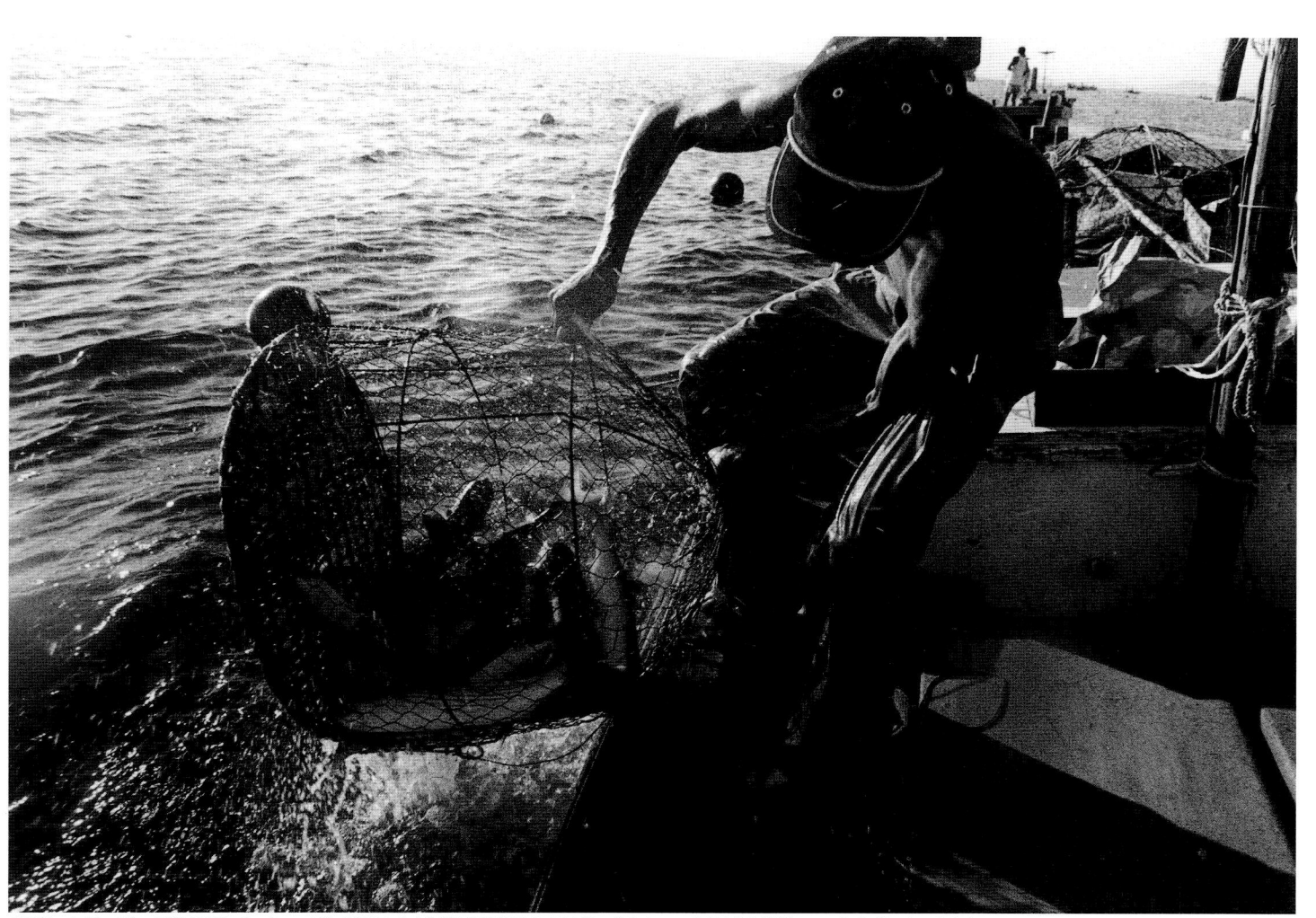

ボラ漁。水俣の夏の風物詩だった。かつて父・義光さんも"ボラ籠"がはやる以前の"ボラの一本釣り"を経験し、一家を養ったこともある。

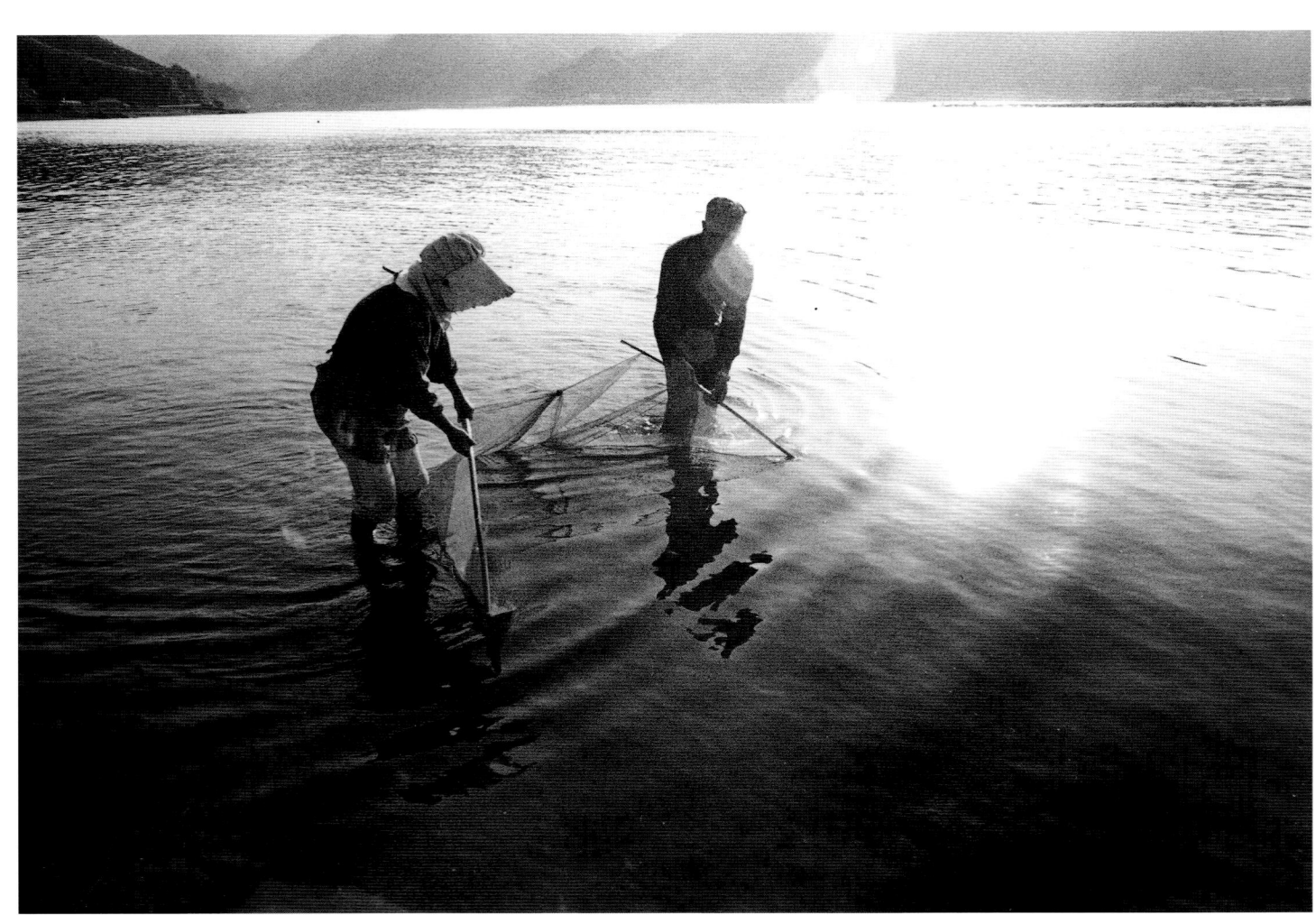

タイの稚魚漁。一匹40円から50円（当時）で引き取られるという

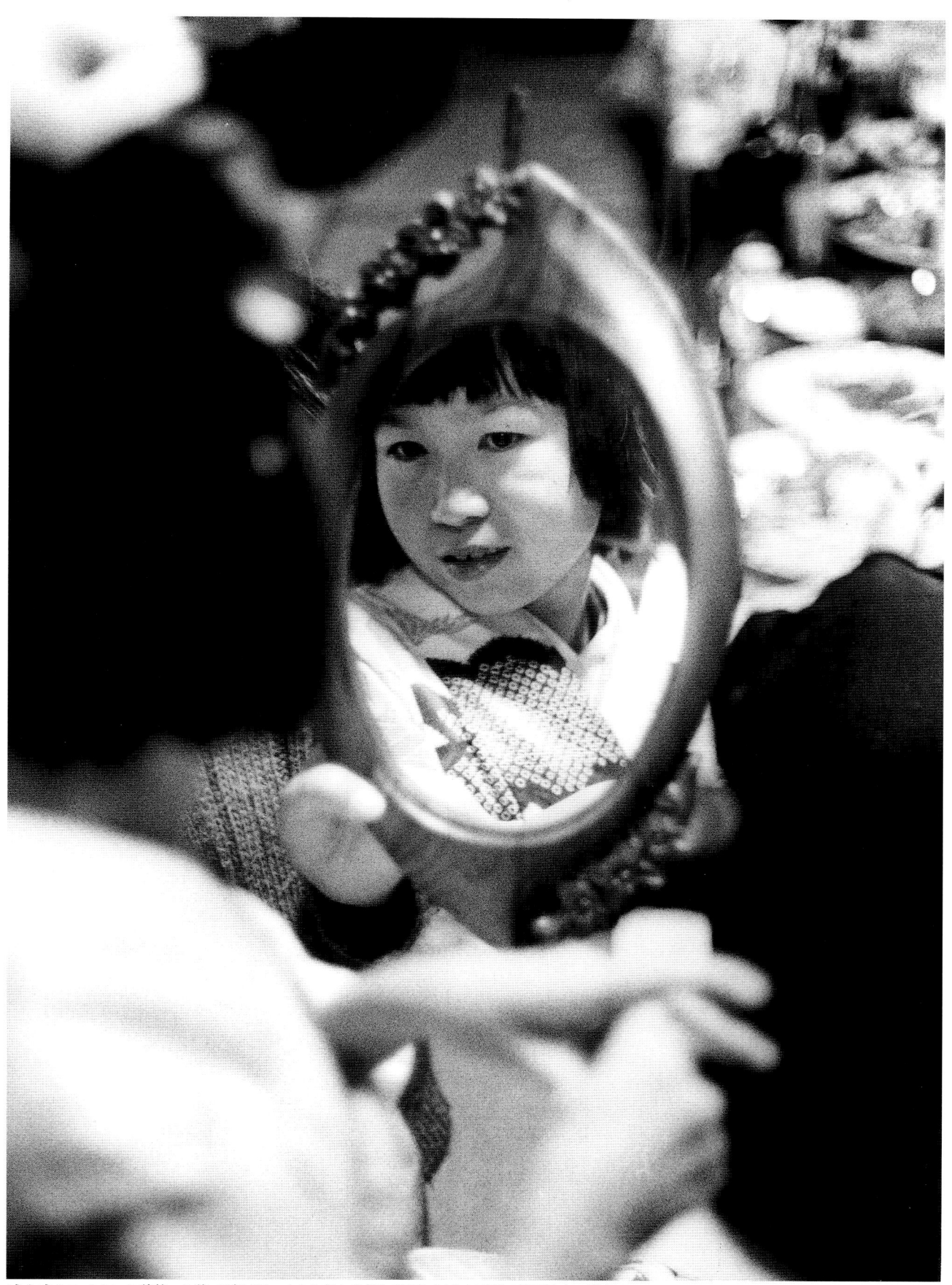

成人式の日、きれいに着飾った後、母親がそっとたむけた手鏡に恥じらうような表情の実子さんの姿が‥‥。
私にはかすかに笑みを浮かべているように見えた　S49.1.15

いつもの場所から坪谷の波止を、あるいはその先にある恋路島を眺める田中実子さん。その視線の先は2才11ヵ月で発症した遠い昔の日々か。それとも8才1ヵ月で狂死した姉(静子)さんのことか。
S48.6.20撮影

この撮影から34年が過ぎた現在、水俣病の病状は進行し、特に世話をやいていた両親の死後のショックもあって、3日寝て、3日起きているという非人間的な状況にあり、長姉一家の献身的な介護が続けられている。

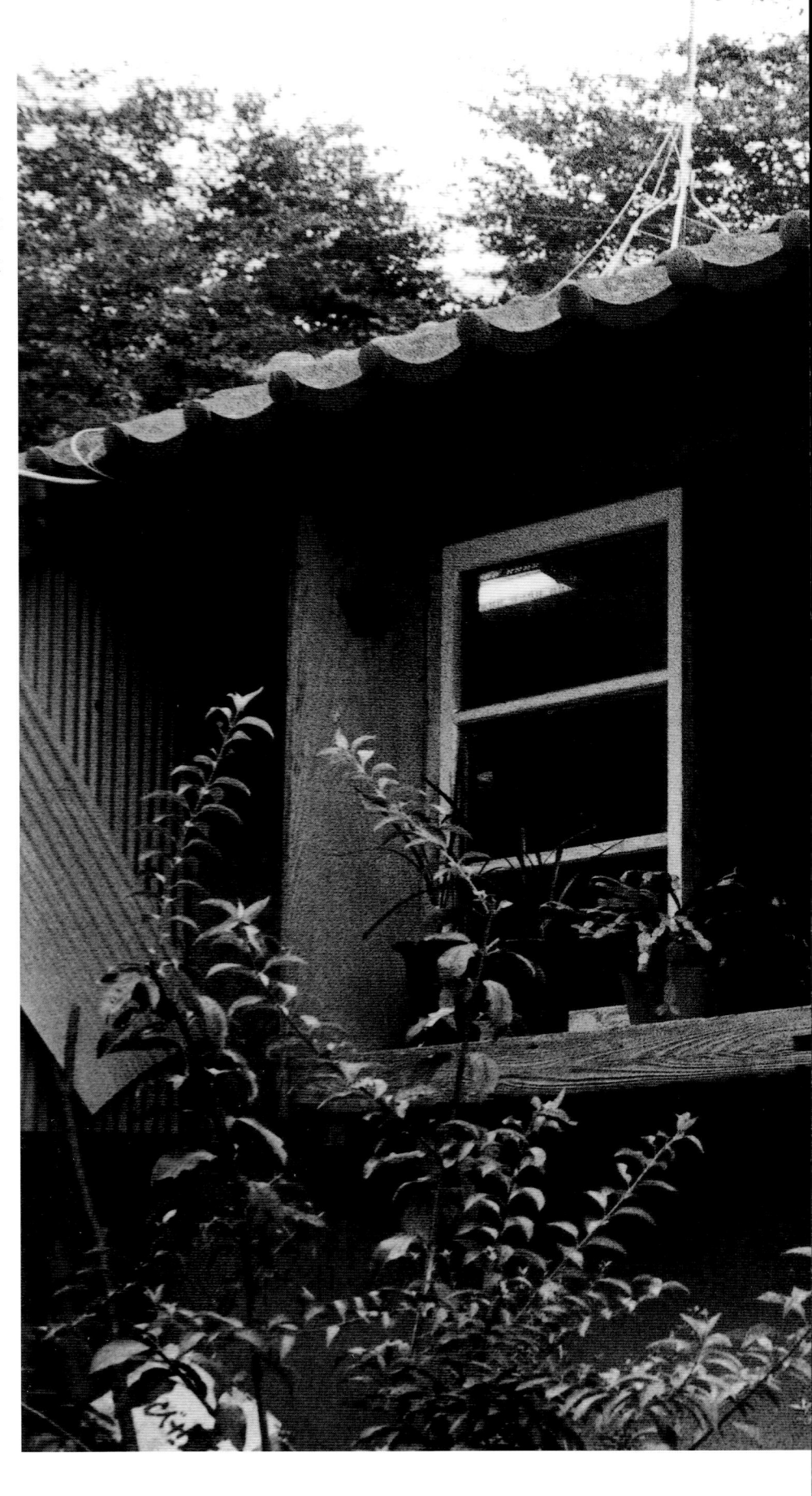

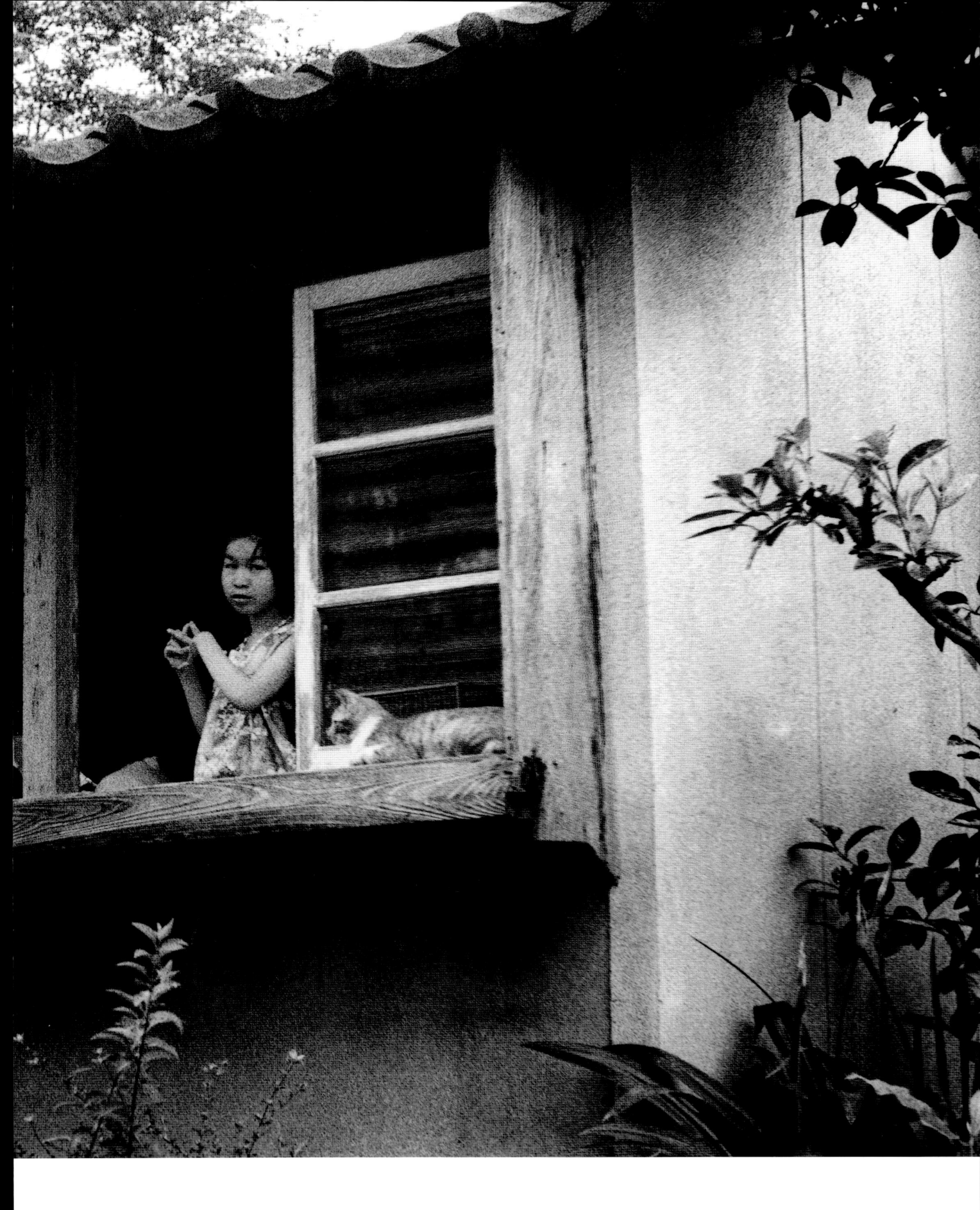

写真集「水俣を見た7人の写真家たち」

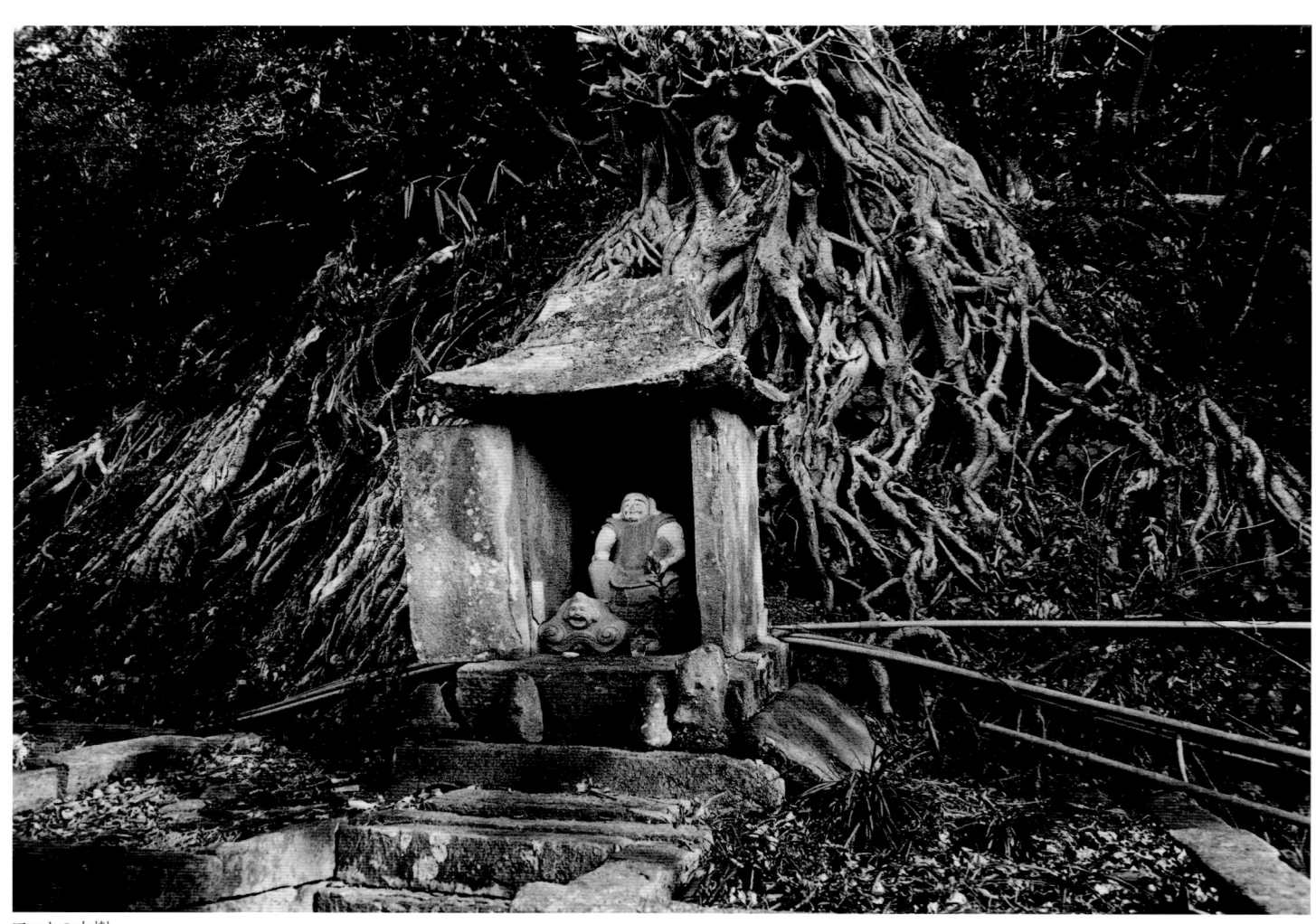

アコウの大樹

宮本成美

MIYAMOTO Shigemi

宮本成美

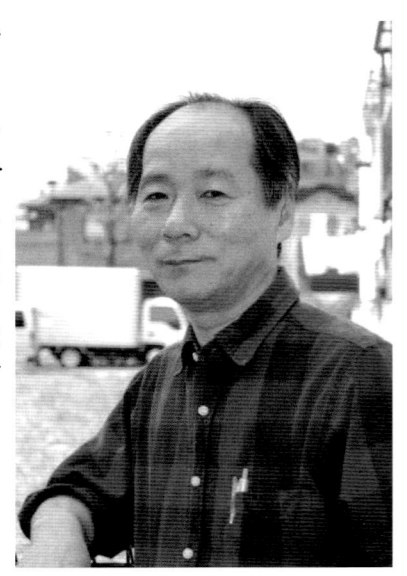

©MIYAMOTO Shigemi

まだ、名付けられないものへ、または、すでに忘れられた名前のために

　私が初めて水俣に出会ったのは、26年前のこと。1970年5月、加害責任を明確にしない、それゆえ低額な補償案を提示しようとした厚生省水俣補償処理委員会に対して、支援者たちが座り込んだ抗議の現場でした。その一群の人々のありようは、なにか異様な存在感がありました。その時の驚きは、東京生まれ・育ちの私を、水俣、そして「苦海浄土」の世界に引き込むのに十分なものでした。

　その後できた東京の「告発する会」の活動は、巡礼・一株運動・劇「苦海浄土」・自主交渉・第一次民事訴訟判決後の協定書交渉が終わる73年まで切れ目なく続き、私も会員の後ろから、ある意味では楽しく「水俣」に付き合っていたように思い出されます。しかし、水俣は、私にとってやはり遠く、そして近寄りがたい世界でした。

　それが80年、水俣に移住していた砂田明氏が「天の魚」の芝居を持って上京してきたとき、私でも直接役に立つ現場ができ、またその後発足した第二次不知火海学術調査団とともに、それ以来毎年のように不知火の海を見に行くことになります。

　どこかで自分が何かの「役に立つ」と思ったところから、私と水俣との関係が深くなってきました。しかし96年、政府最終処

Profile

- ●生年月日　1947年12月20日
- ●出身地　東京都杉並区
- ●「水俣／水俣病」を知った動機
  1970年5月、業務命令で、厚生省の座り込みの取材に行かされたのが始まり。その座り込み集団に興味を覚え、取材を続けることになった。

1970年　業界紙（旧日本社会党機関紙局）に、暗室マン兼カメラマンとしてアルバイト勤務
1971年　カメラマン4名で「MAY写真工房」を立ち上げ、参加
1976年〜1979年　スポーツ・ニッポン新聞社（文化・レジャー部）の嘱託カメラマン
1981年　「MAY写真工房」一人になる
1986年　「MAY写真工房」を、ビル取り壊しにより閉鎖
　　　　杉並区高円寺に「宮本写真事務所」を開設

理案を各患者団体が受け入れたことによって政治的・運動的に「終わった」とされる水俣病事件から見ると、26年前に問題にされた加害責任の問題が、私が関わってきたこの期間に少しも解決されなかったと言えます。その意味で、私は何の役にも立たず力にもならなかったし、それどころか、「役に立った」の評価基準が、この政府案をよしとする社会のシステムの評価と同じ意味でしたから、やはり水俣に対して加害者の位置にいたことになります。役に立てば立つほど、その人の立場はより「水俣」への加害の側に寄っていく。「生き易いものが生き難いものに寄り添うことでより生き易くなる」という逆説・構造的な差別の論理が、私の場合も成り立っているようです。

※この写真・文は、96年水俣東京展の時、展示した写真展の抜粋です。

写真展
1996年　東京水俣展
　　　「まだ、名付けられないものへ、
　　　　または、すでに忘れられた名前のために」

主な取材対象
1970年　東京告発の始動・水俣巡礼・劇「苦海浄土」
1971年　一株運動・自主交渉
1973年　東京交渉・支援活動
1977年　不知火海巡回映画班の取材
1980年　砂田明「海よ・母よ・子どもらよ」
1981年　第二次不知火海学術調査団に同行し、(この年より4～5年続く)
　　　　葦北・御所浦など不知火海一帯の撮影
1987年　緒方正人　たった一人の座り込み取材
1988年　原因裁定・チッソ水俣工場座り込み取材
1994年　「水俣の語り部」撮影
1996年　「東京水俣展」に参加
2004年　能「不知火」撮影

隠れ瀬　芦北　1983年12月18日撮影

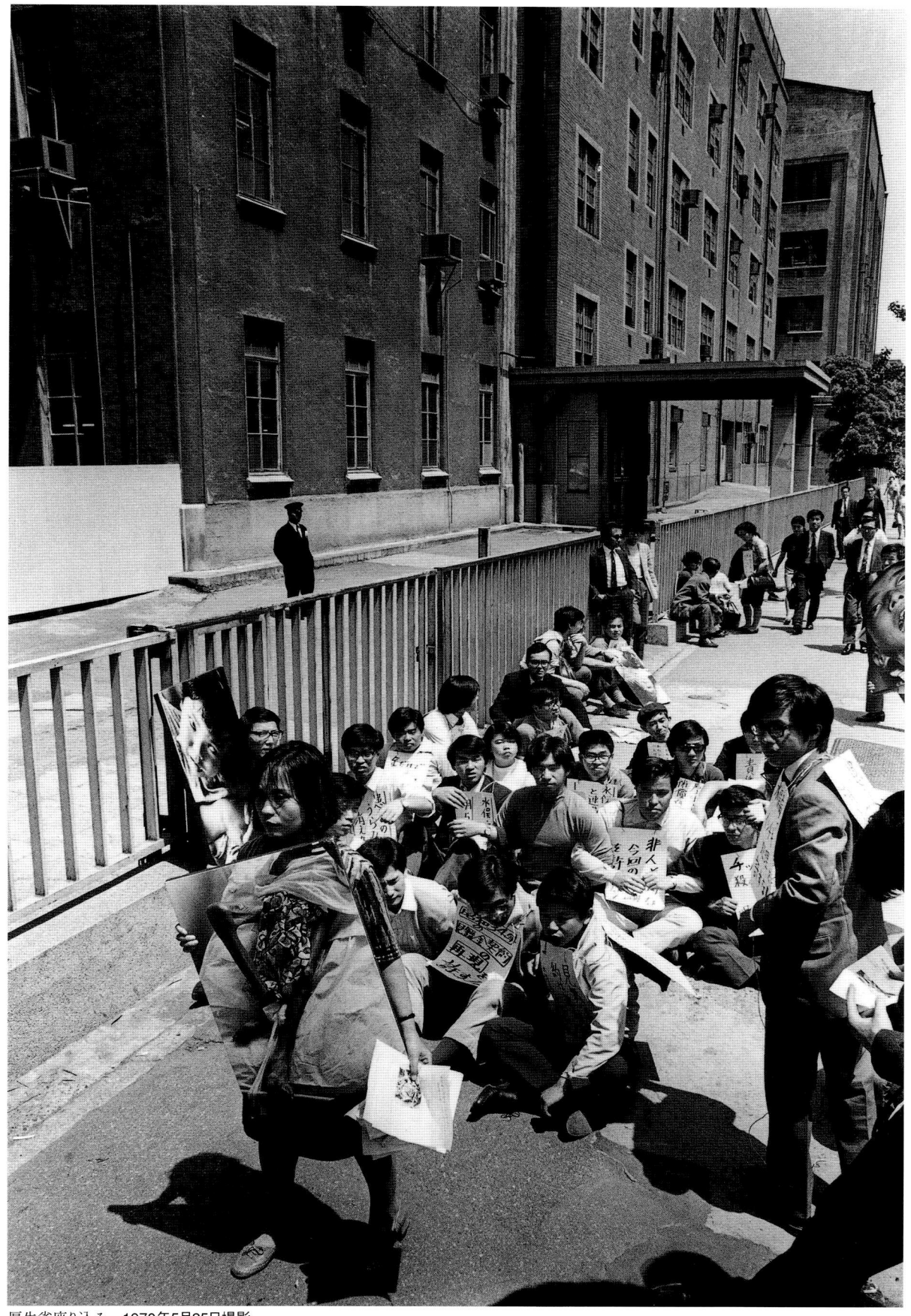

厚生省座り込み　1970年5月25日撮影

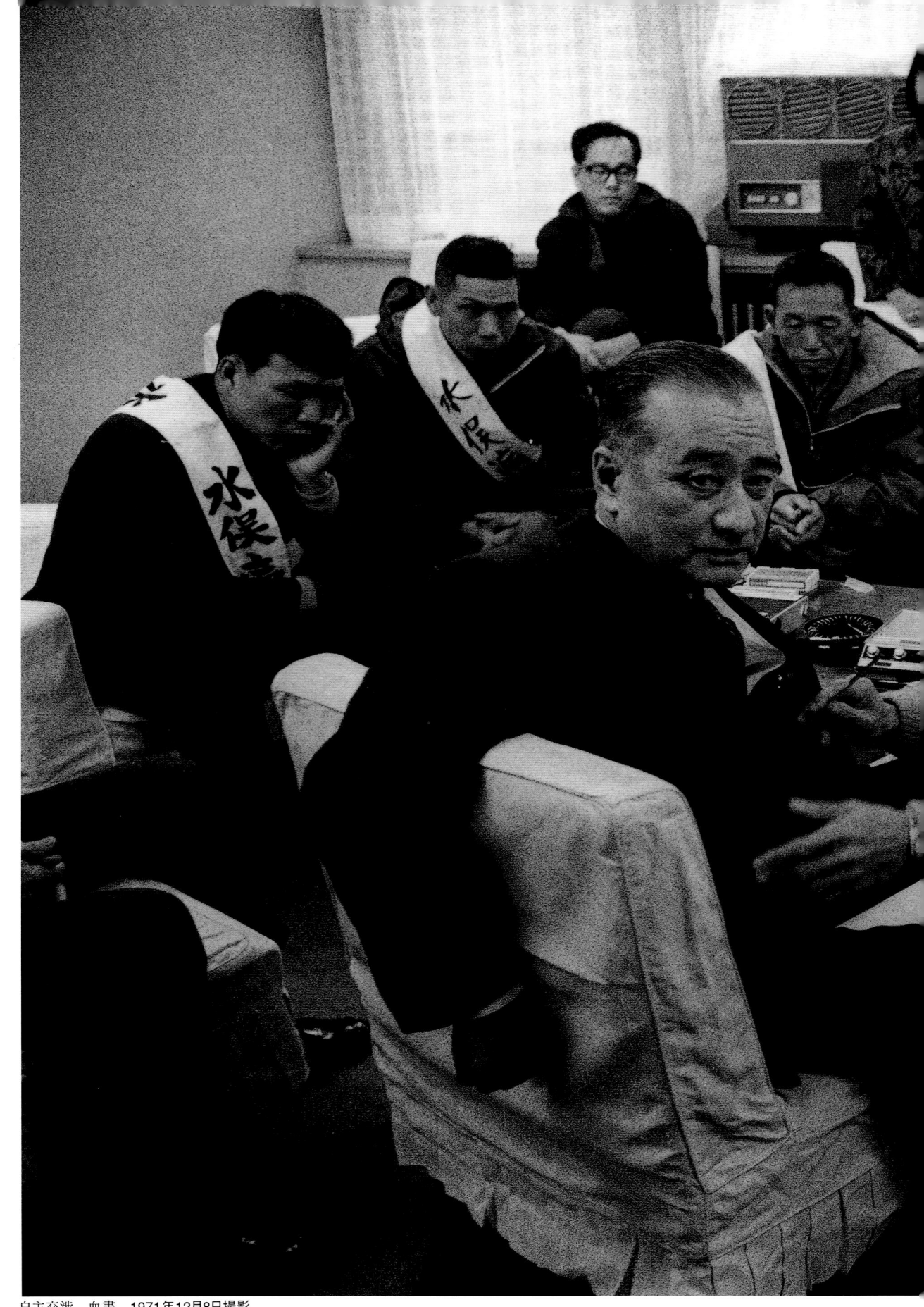

自主交渉　血書　1971年12月8日撮影

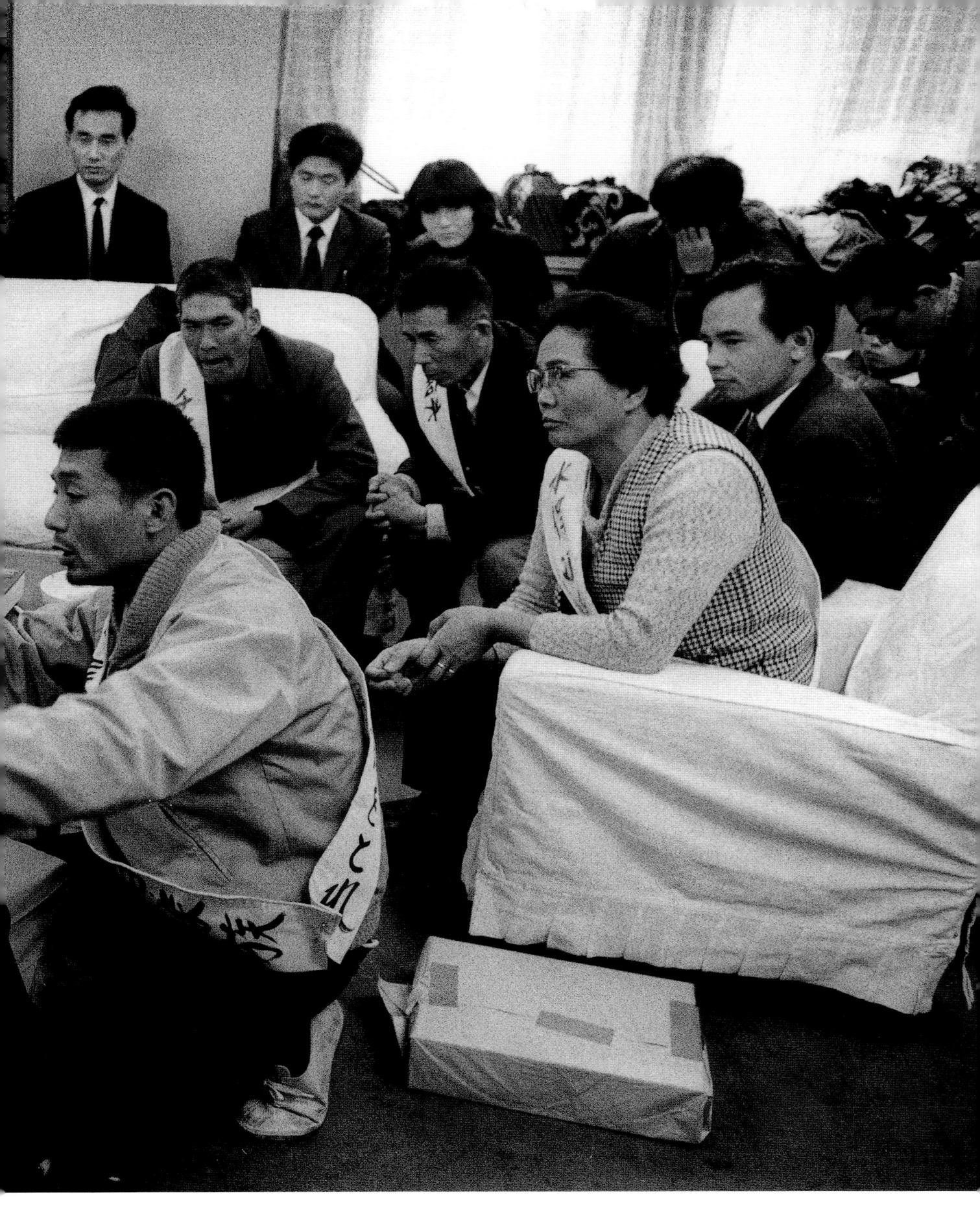

写真集「水俣を見た7人の写真家たち」

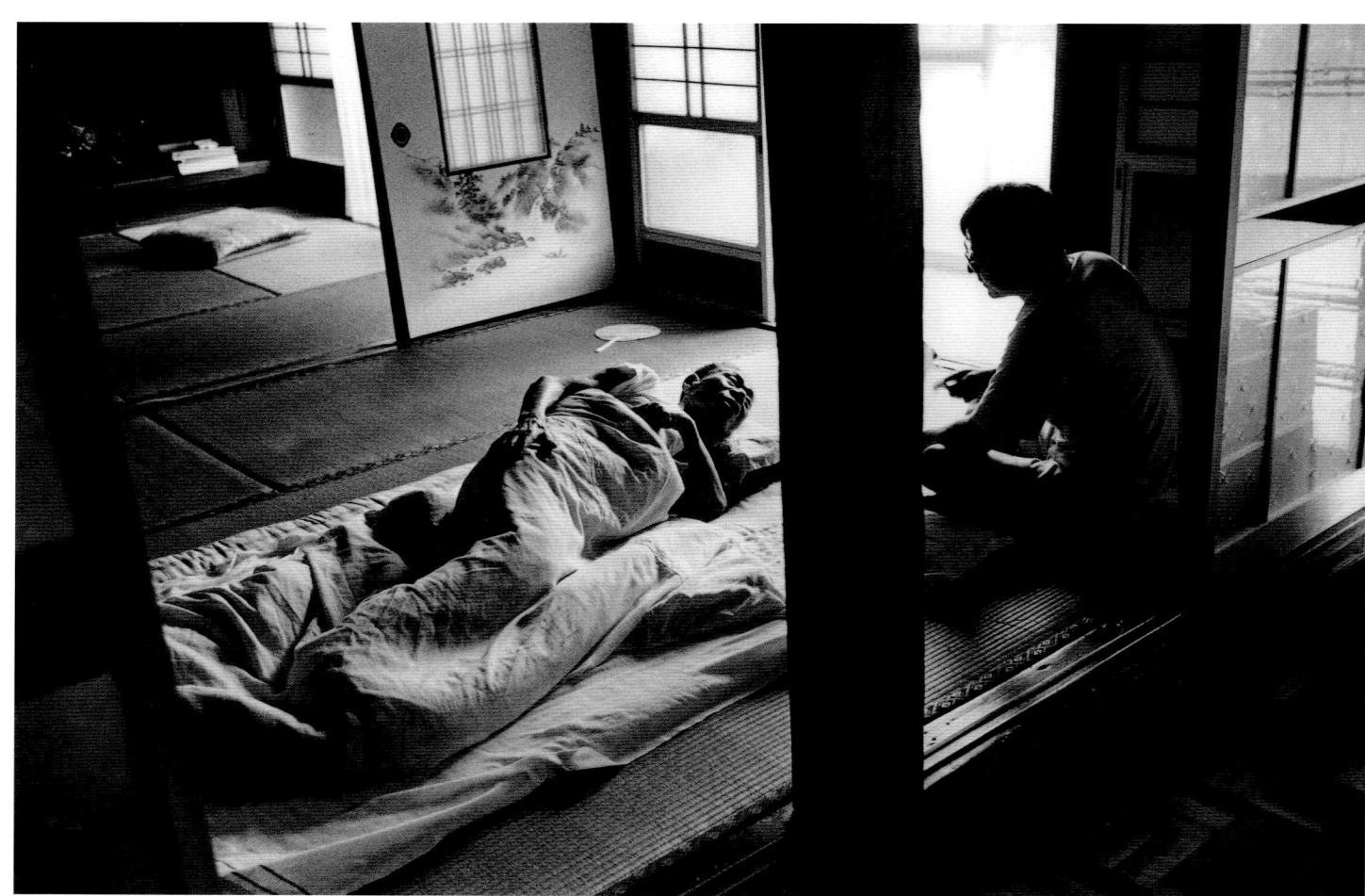

御所浦　聞き取り調査　1982年8月23日撮影

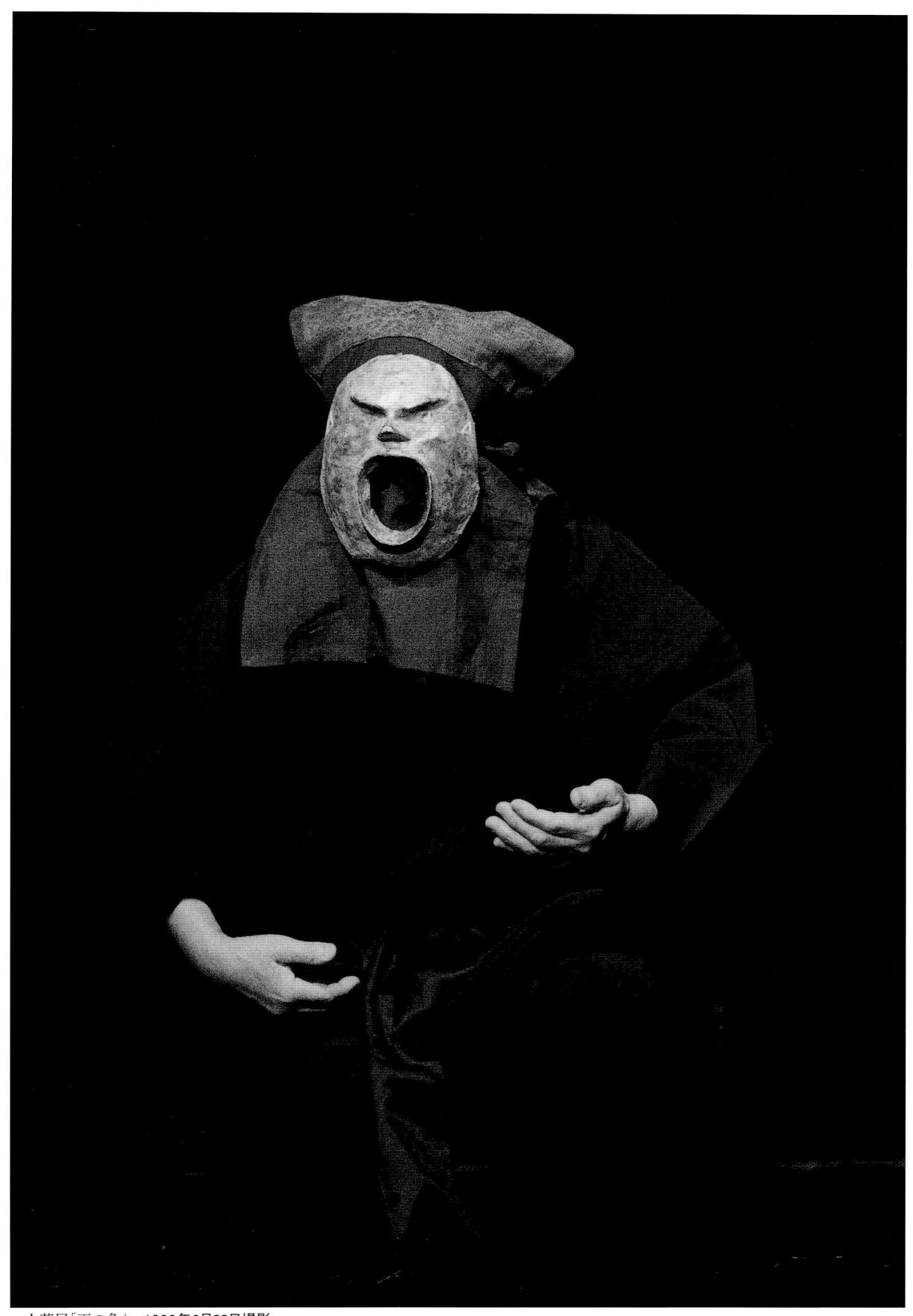

一人芝居「天の魚」　1990年6月23日撮影

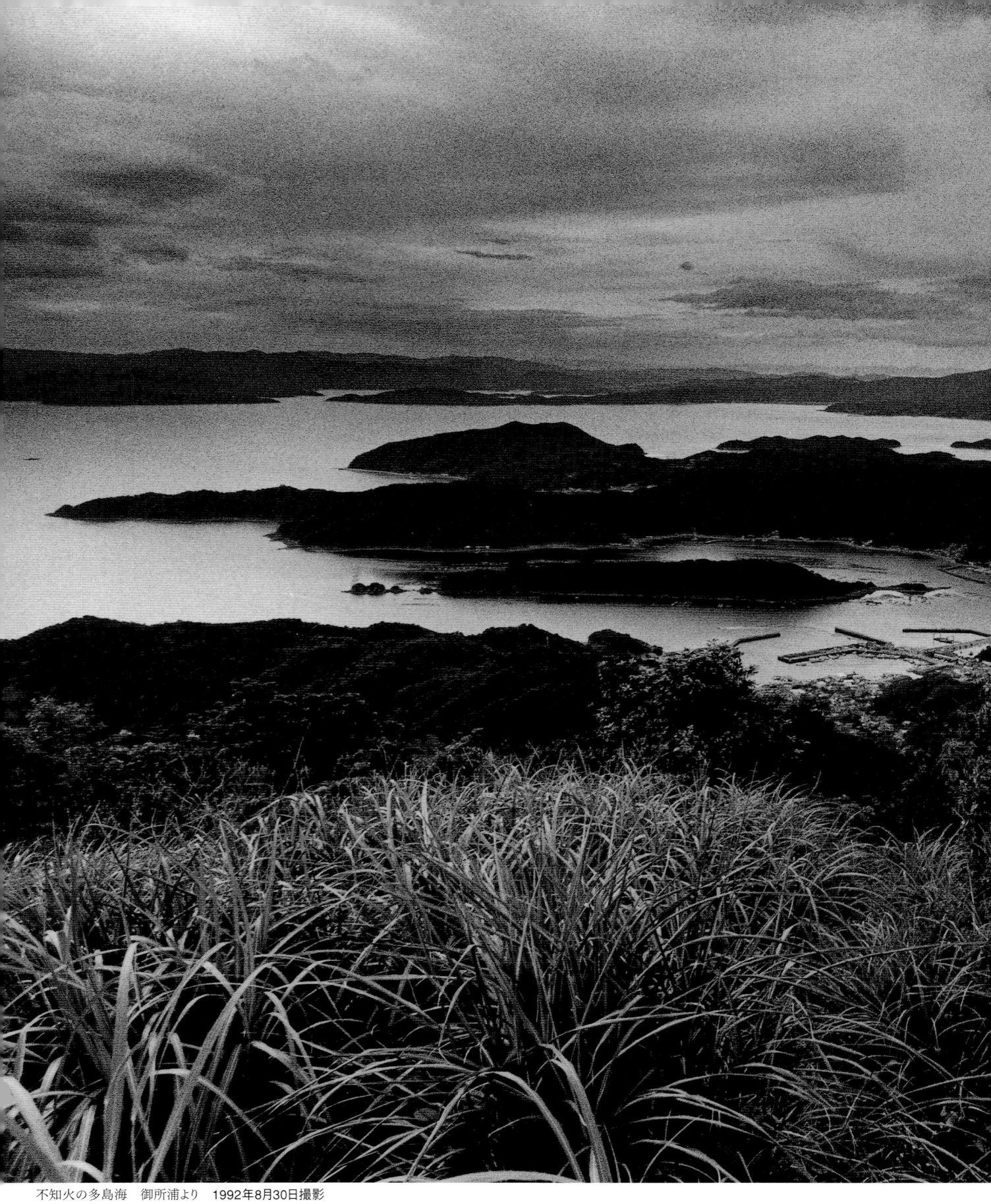

不知火の多島海　御所浦より　1992年8月30日撮影

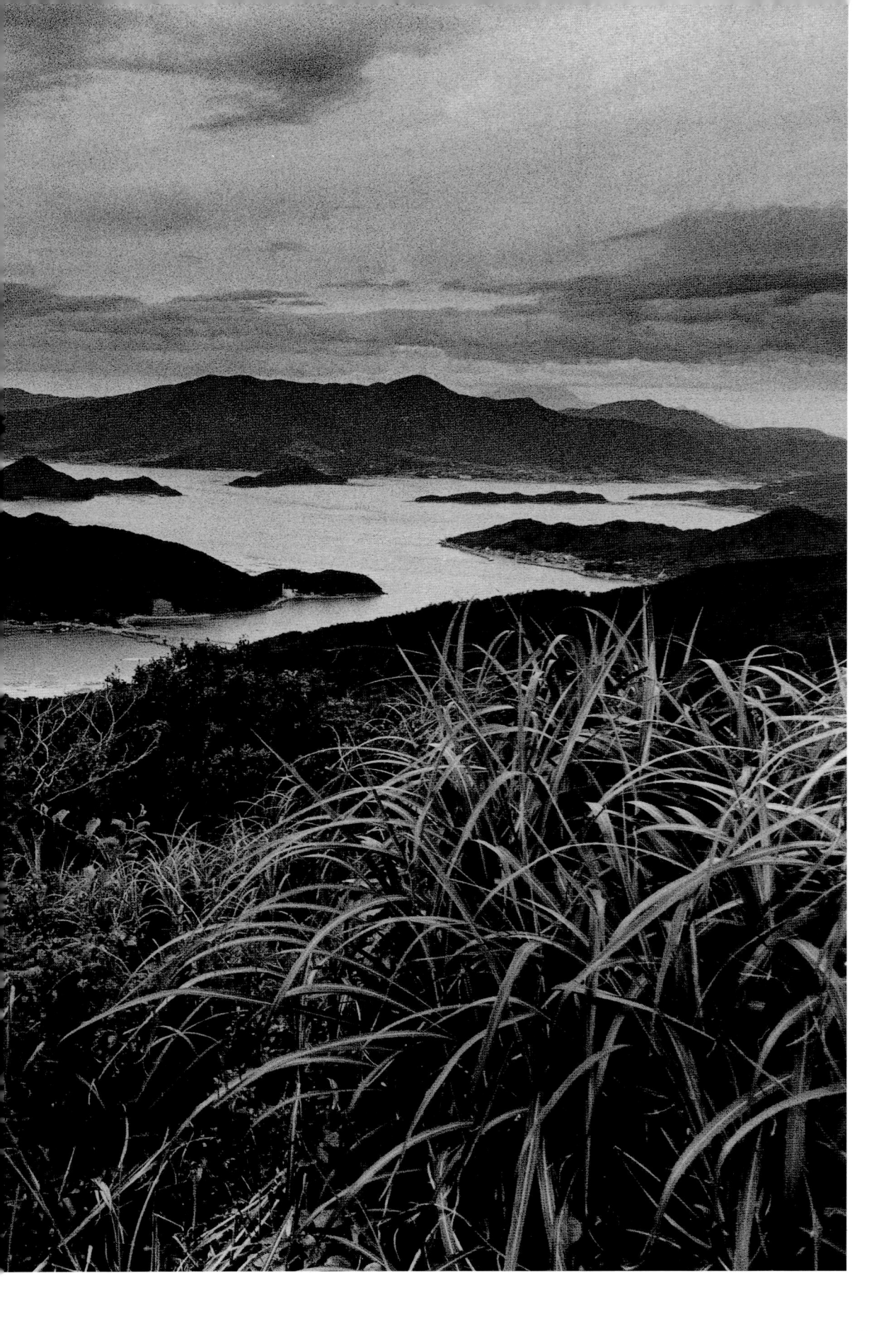

写真集「水俣を見た7人の写真家たち」

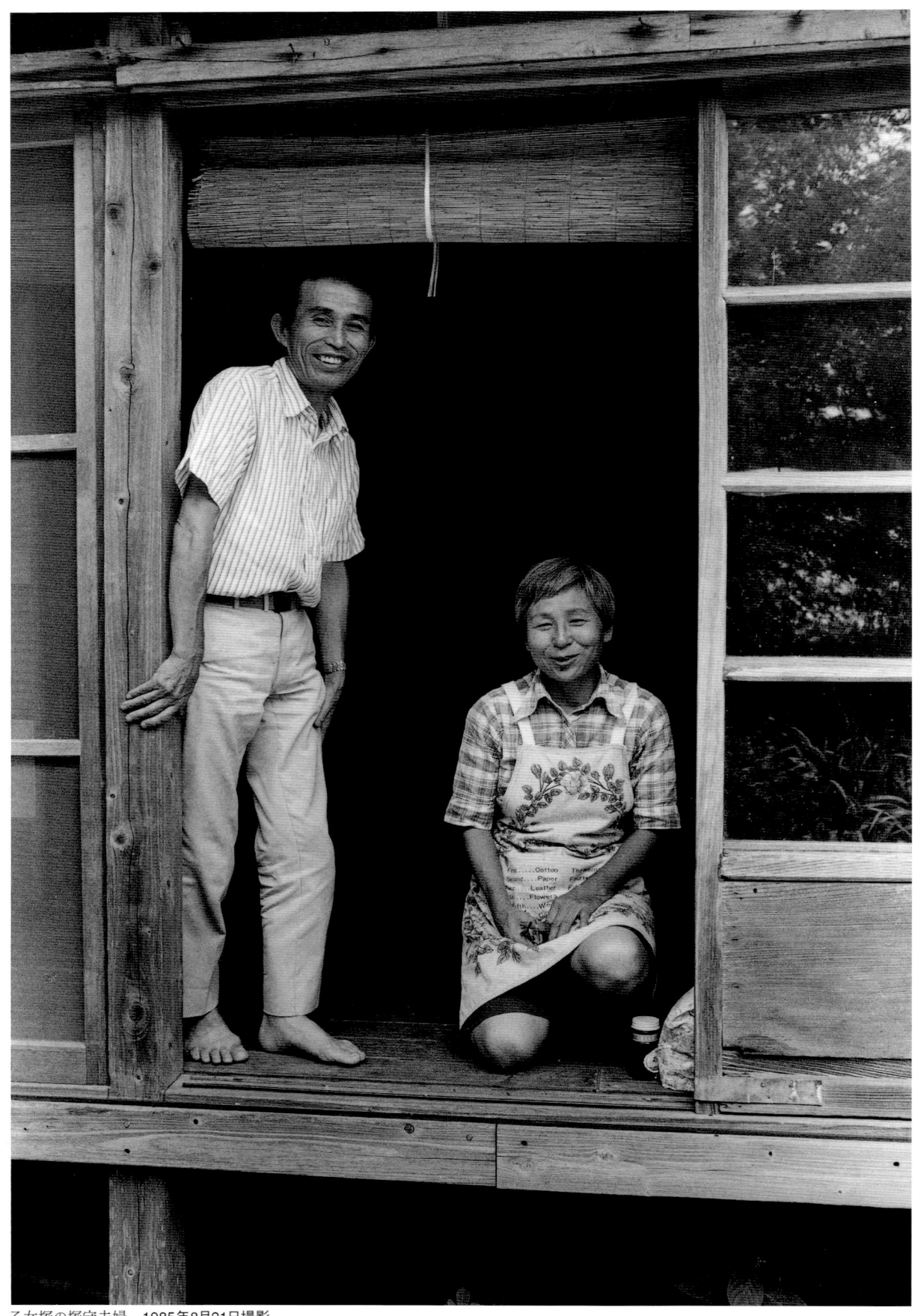

乙女塚の塚守夫婦　1985年8月21日撮影

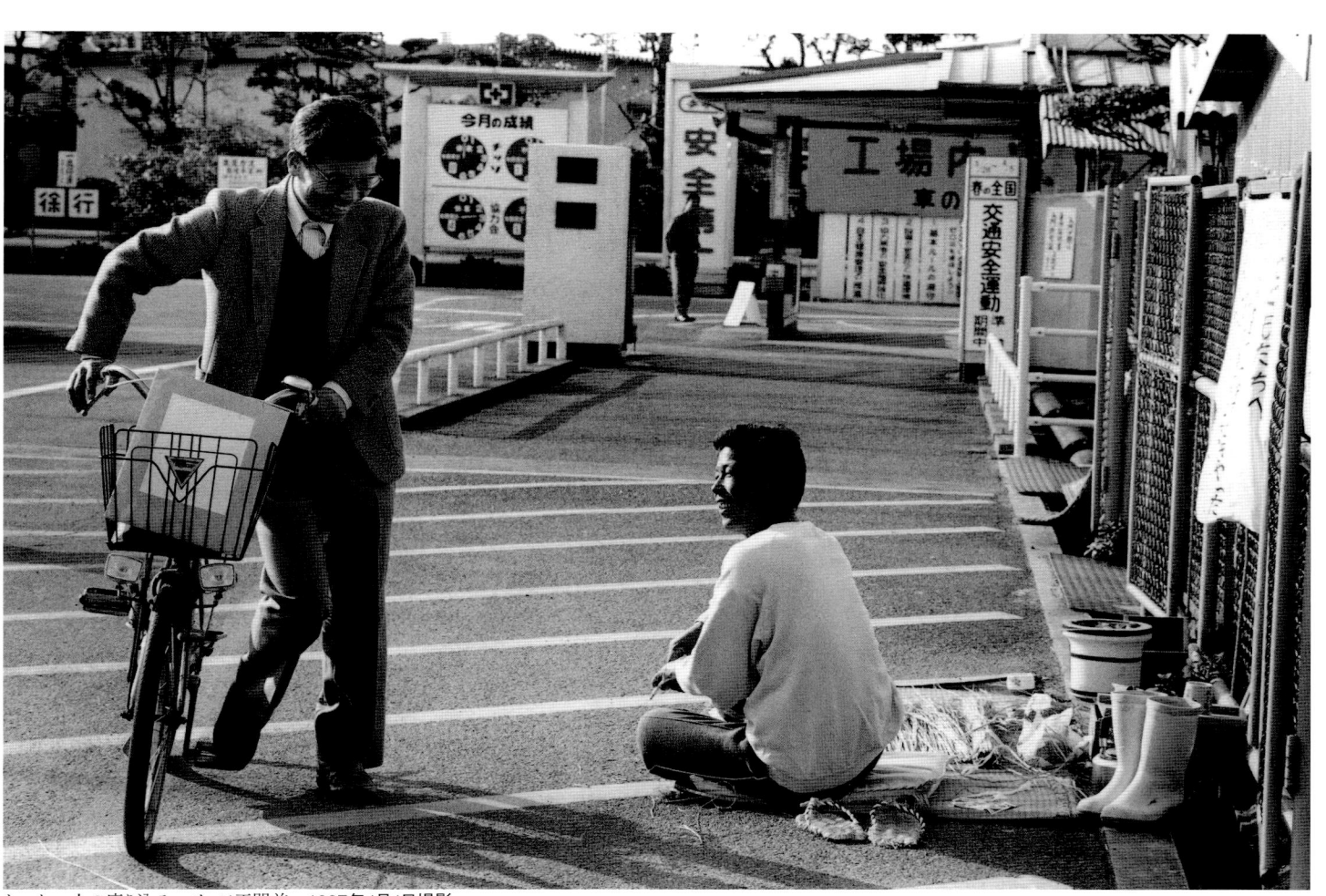

たった一人の座り込み　チッソ正門前　1987年4月4日撮影

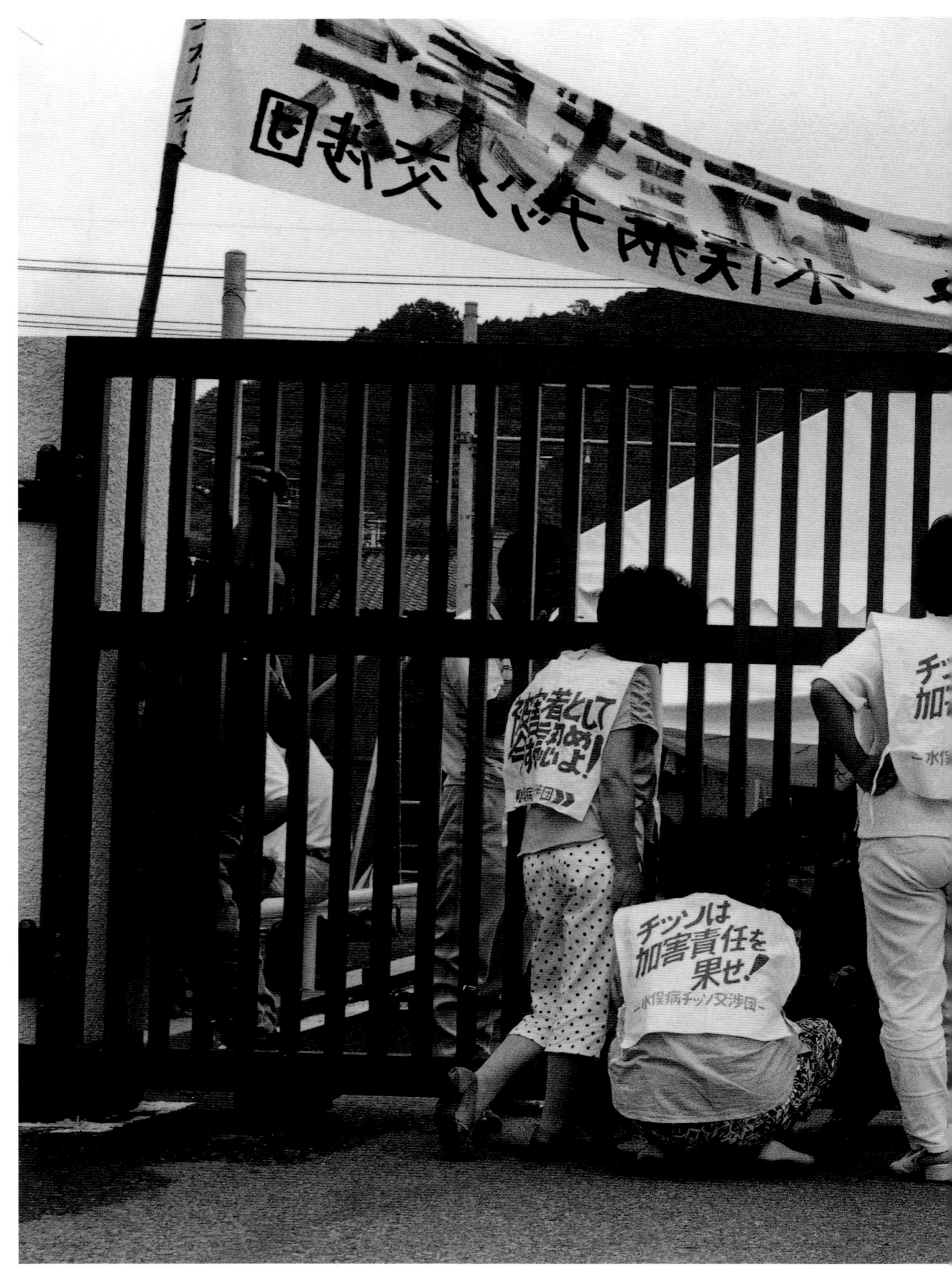

原因裁定を求めるチッソ工場座り込み　1988年9月20日撮影

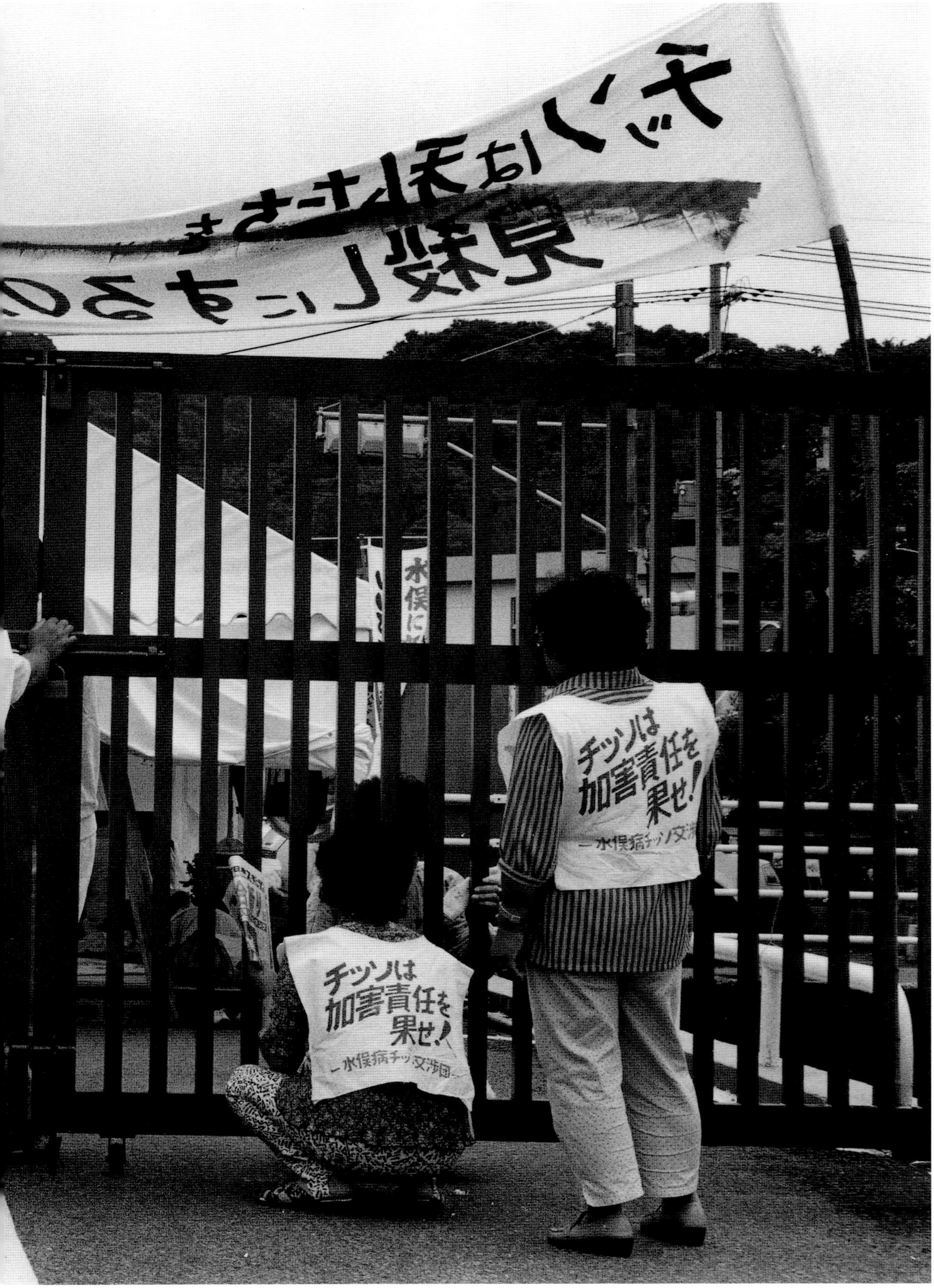
チッソは
加害責任を
果せ！
ー水俣病チッソ交渉団ー

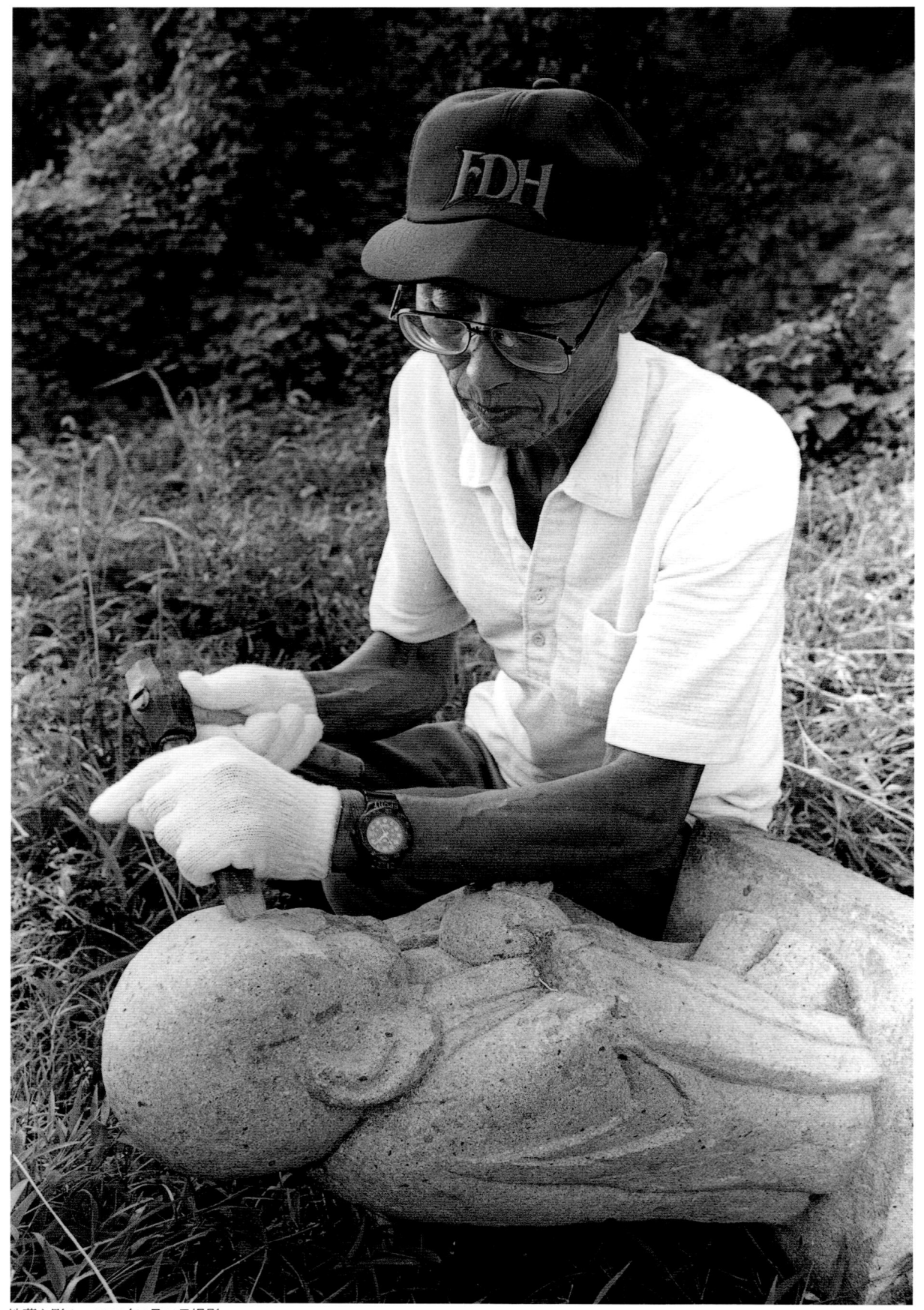

地蔵を彫る　2000年8月11日撮影

W.ユージン・スミス

W. Eugene Smith

アイリーン・美緒子・スミス

Aileen Mioko Smith

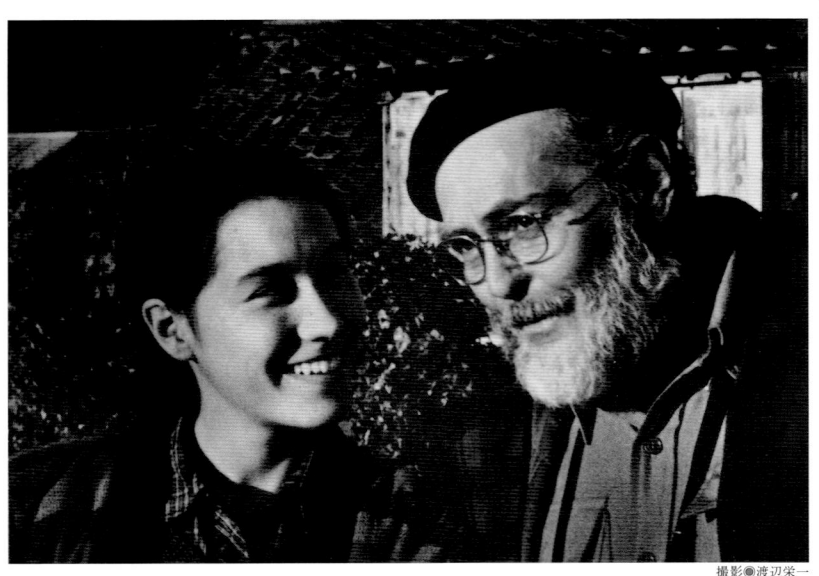

W. ユージン・スミスと
アイリーン M. スミスの「水俣」

撮影●渡辺栄一

W. ユージン・スミス
アイリーン・美緒子・スミス

◎W. Eugene Smith & Aileen Mioko Smith

Profile

- ●氏　　名　　W. ユージン・スミス（W.Eugene Smith）
- ●生年月日　　1918年12月30日
- ●出　身　地　　米国　カンサス州ウィチタ市

1936年	ノートルダム大学入学、半年で中退 ニューヨーク・インスティテュート・オブ・フォトグラフィーに編入
1937年	「ニューズ・ウィーク」の仕事をはじめる
1939年	「ライフ」と契約を結ぶ
1940年	カーメンと結婚
1941年	太平洋戦争が勃発
1944年	「ライフ」と再契約を結び、サイパン、硫黄島などへ向かう
1945年	沖縄で重症を負う。回復しながら「楽園への歩み」を撮影
1947年～54年	「カントリー・ドクター」「スペインの村」「助産婦モード・カレン」「チャップリン」など、代表的な作品を「ライフ」に発表
1954年	「慈悲の人　シュバイツァー」の掲載で編集部と対立、「ライフ」を去る
1955年	写真展「人間家族」参加
1956年～58年	ピッツバーグに取り組む。写真家集団「マグナム」に参加
1959年	「ポピュラー・フォトグラフィー」誌より世界の十大写真家のひとりに選ばれる
1961年	日立の仕事に取り組む
1963年	「ライフ」に「東洋の巨人」発表。「日本―イメージの一章」完成
1969年	カーメンと離婚成立
1971年	ニューヨーク、ユダヤ美術館で大写真展「Let Truth be the Prejudice」開催 写真展「真実こそわが友」開催 アイリーンと結婚 水俣に取り組む
1975年	写真集「MINAMATA」の英語版を出版
1976年	ロバート・キャパ賞受賞 アリゾナ大学センター・フォア・クリエイティブ・フォトグラフィーに全写真が永久保存される
1978年	アイリーンと離婚成立 59歳で死去
1979年	ユージン・スミス財団設立される

私が水俣病と出会ったのは1971年の9月。まだ21才でした。怪我と病気を抱え痛みをアルコールで癒すユージンは既に50代、それは最後の現場。一方、私にとっては初めての仕事でした。そんな不思議なコンビを水俣の人たちは優しく受け入れてくださいました。

　水俣病事件はいつも「終わった」と言われてきました。私とユージンが初めて水俣に行く直前にも、アメリカの水銀被害の専門家たちは冷ややかに言っていました。「事件はもう終わったのではないか、そんな所に何をしに行くのか」と。

　当時、チッソに対する初めての損害賠償請求訴訟が闘われていました。患者さんたちは必死で闘い、それに対して全国の人々から熱い支援が寄せられた時期でした。みんなの心がひとつの力となって「勝てないはず」の裁判を勝てたのです。熊本地裁の判決は1973年3月20日でした。いろいろな人が一緒になって取り組めば、正義というものが勝利することもあるのだと、若い私に教えてくれました。私にとってこれは貴重な一生の宝物です。

　私たちは今、水俣病事件の真っ只中にいると思います。私が住む関西でもチッソ水俣病関西訴訟が長年闘われました。2004年の最高裁判決は、国の認定基準から除外された人たちの中に、国家賠償の対象者がいることを示しました。つまり、今の認定制度のあり方は、公害被害者を救済するためにつくられた公害健康被害補償法の精神に明らかに矛盾しているのです。今日も、このことがごまかされています。そしてそれが差別や偏見に繋がっています。

　この三十数年、名乗りを上げた被害者たちは、「水俣病は終わった」と常に切り捨てられようとされてきました。でも、それでも黙らない、と強い意志を持った人々によって、加害責任が一つ一つ明らかにされ、補償の門戸が広げられてきています。

　私は水俣病患者でないので水俣病の問題からいつでも逃げられます。その「逃げられる」私たちが、おかしいことをおかしいと大きな声で言い続け、今こそこの巨大な水銀汚染の被害者たちの人権回復に繋がることが大切だと思っています。

　若い自分が写真を撮りに来て、今は愛しい水俣の地で、自然のすばらしさと人々の繋がりを伝えてもらいました。何が正しいのか、なにが間違っているのかを見極める力、そして命を守る大切さを教えてくれた水俣病患者の皆さまに心から感謝いたします。

アイリーン・美緒子・スミス

- ●氏　　　名　　アイリーン・美緒子・スミス（Aileen Mioko Smith）
- ●生年月日　　1950年5月26日
- ●出身地　　　東京都

1968年	スタンフォード大学入学（1970年 中退）
1970年〜71年	ユージン・スミスの写真展「Let Truth Be the Prejudice」（日本での展覧会名「真実こそわが友」）の展示制作を担当 その後ユージンと来日、結婚
1971年9月〜 74年11月	水俣病取材のため、水俣に3年間住む
1975年	写真集「MINAMATA」の英語版をユージン・スミスと出版
1980年	「水俣」の日本語版を出版（三一書房/翻訳：中尾ハジメ） 「かくれ切支丹」を写真撮影（遠藤周作共著、角川書店） 中尾ハジメとアメリカ、ペンシルバニア州で79年に起きたスリーマイル島原発事故調査のため、現地に1年間住み、その後も住民インタビューを行う
1983年	コロンビア大学で環境科学の修士号取得
1983年〜	原発の安全性の問題に取り組む
1991年	グリーン・アクション設立 現在、日本の原子力政策、プルトニウム利用問題に取り組む市民グループ「グリーン・アクション」代表 環境ジャーナリスト

出展作品

W.ユージン・スミス
p62・p63・p64〜65・p66・p67・p69・p70・p71・p73・p75・p76

アイリーン M.スミス
p68・p72・p74

※撮影時期は全て、1971年9月〜1974年11月

協力：
アイリーン・アーカイブ
京都国立近代美術館
NPO法人彩都メディア図書館

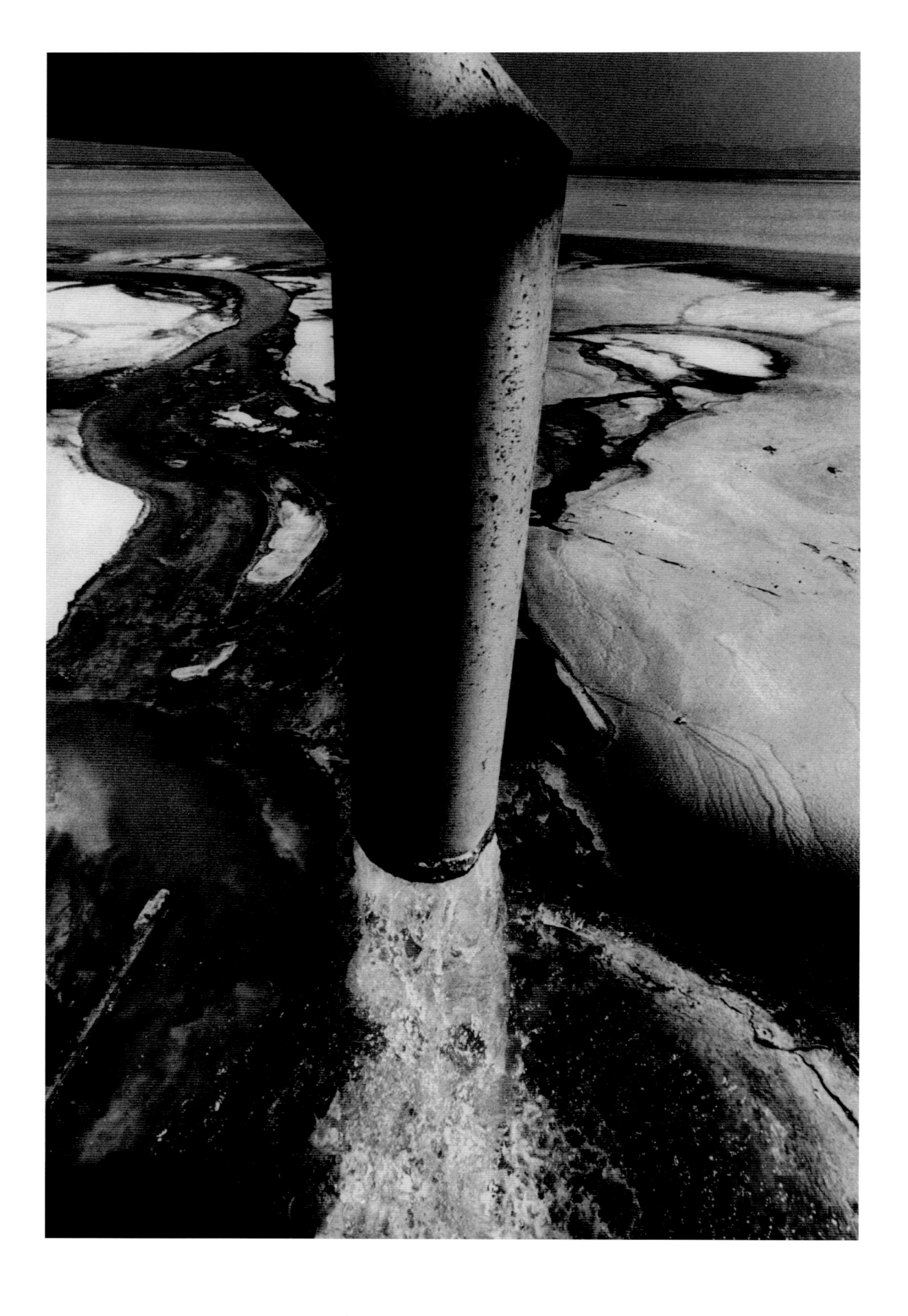

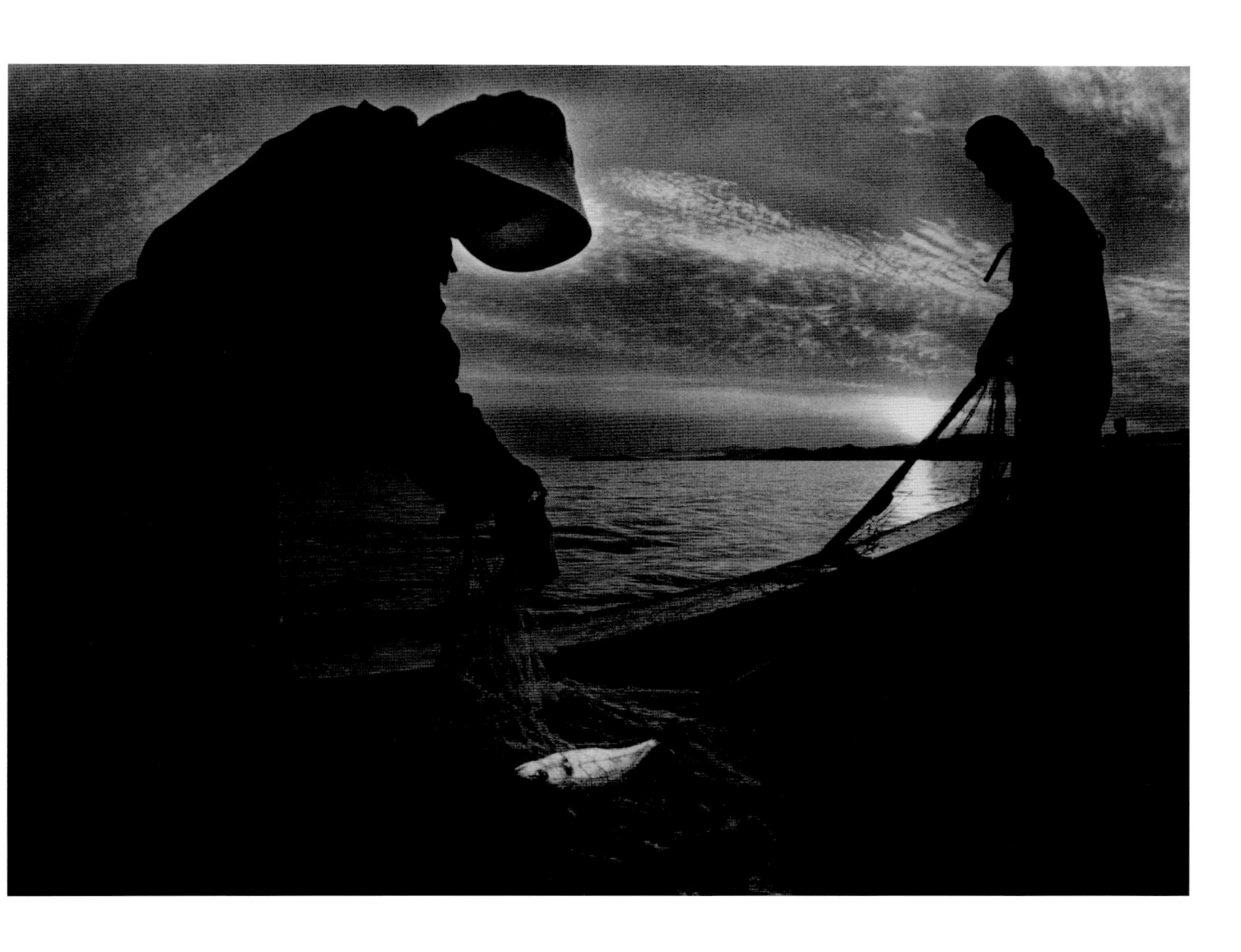

写真集「水俣を見た7人の写真家たち」

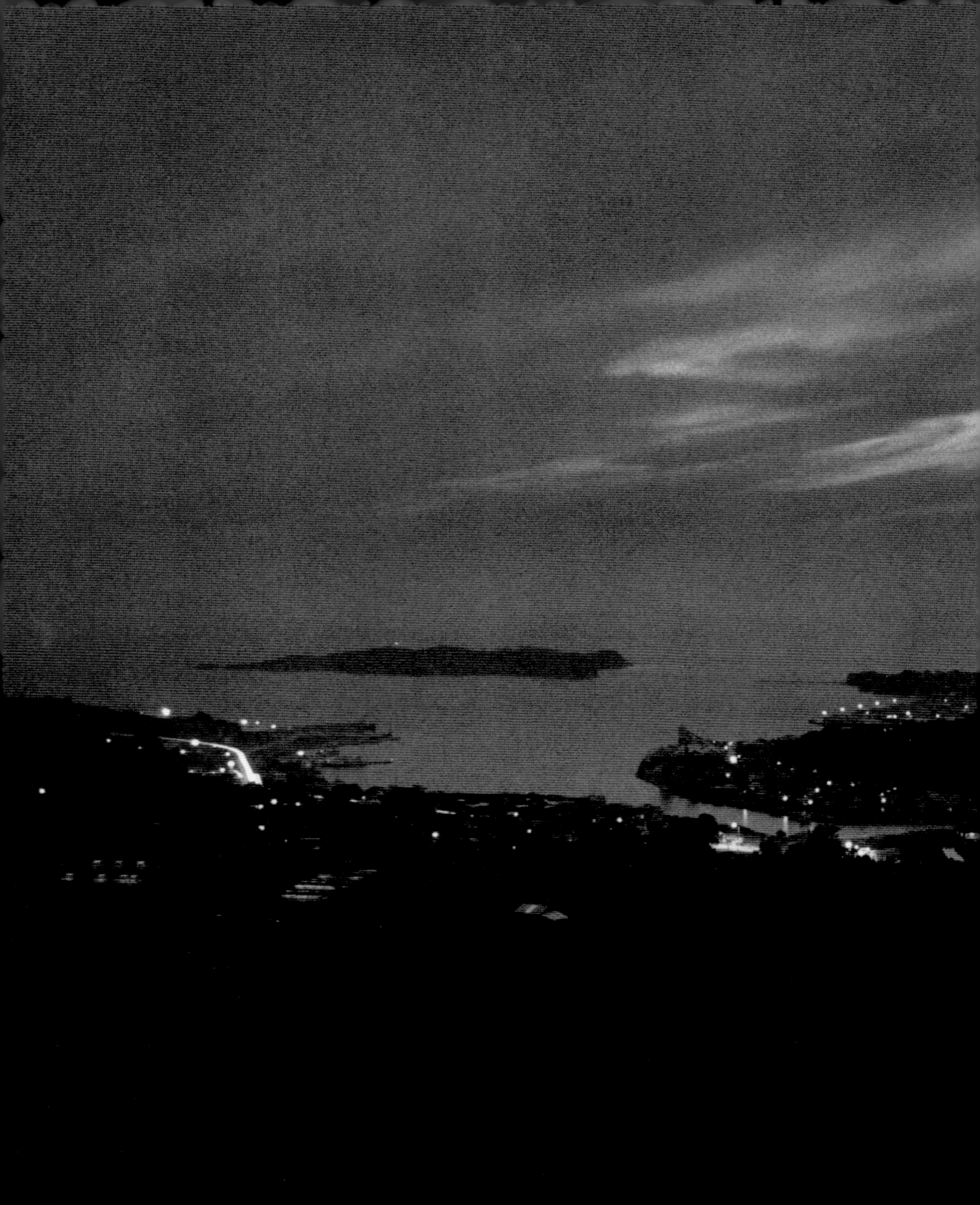

チッソ工場の一角、排水路、水俣湾、そして不知火海へ

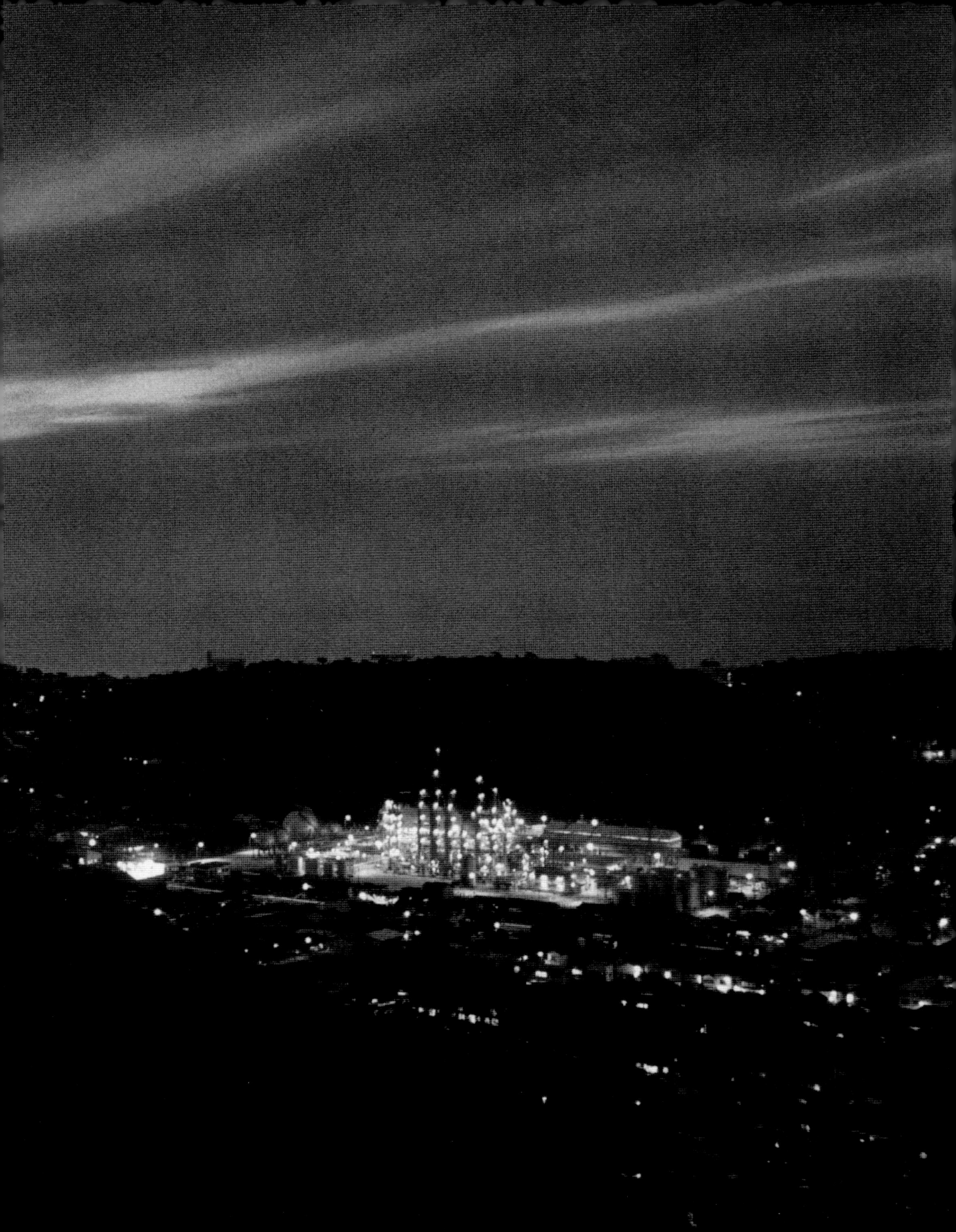

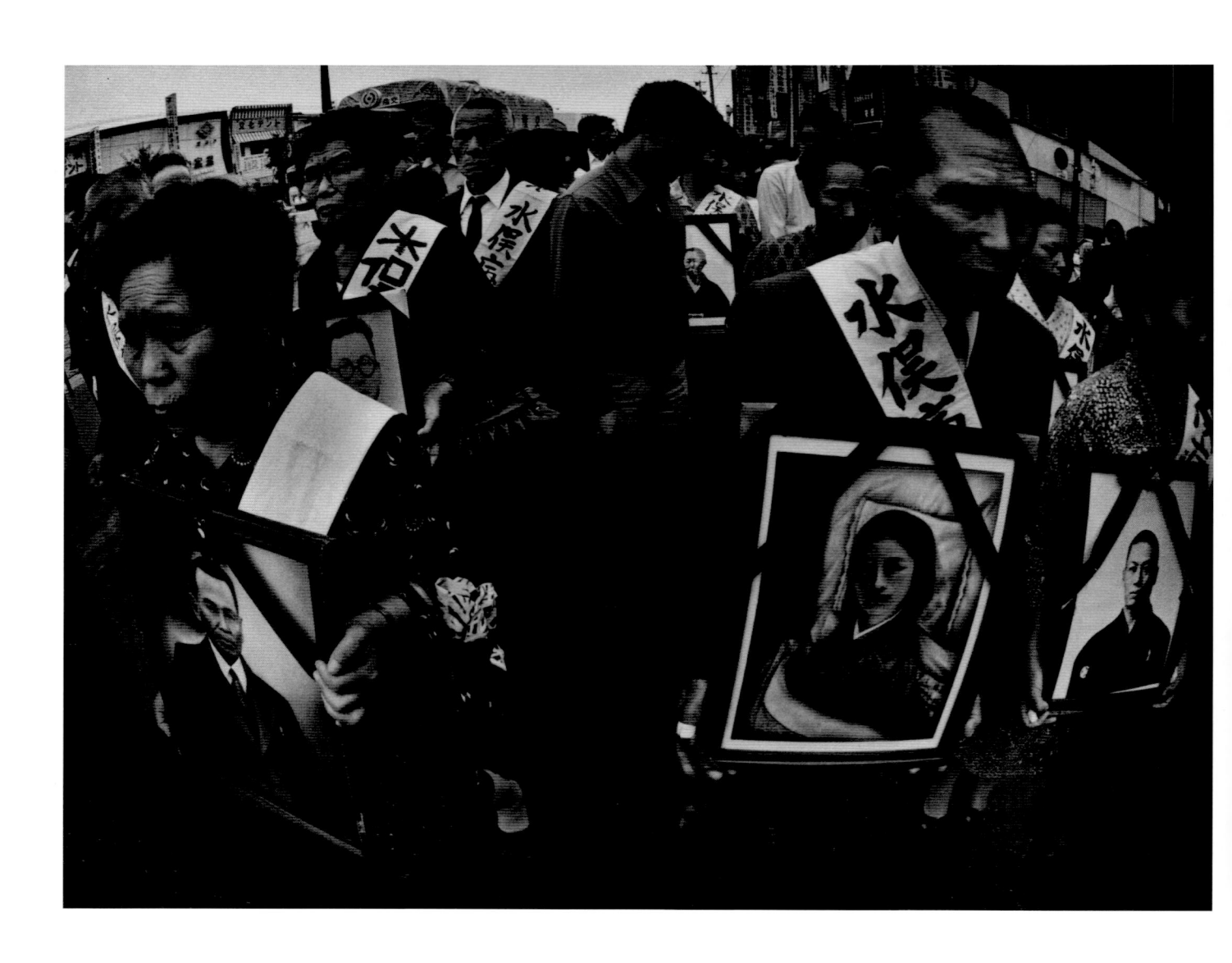

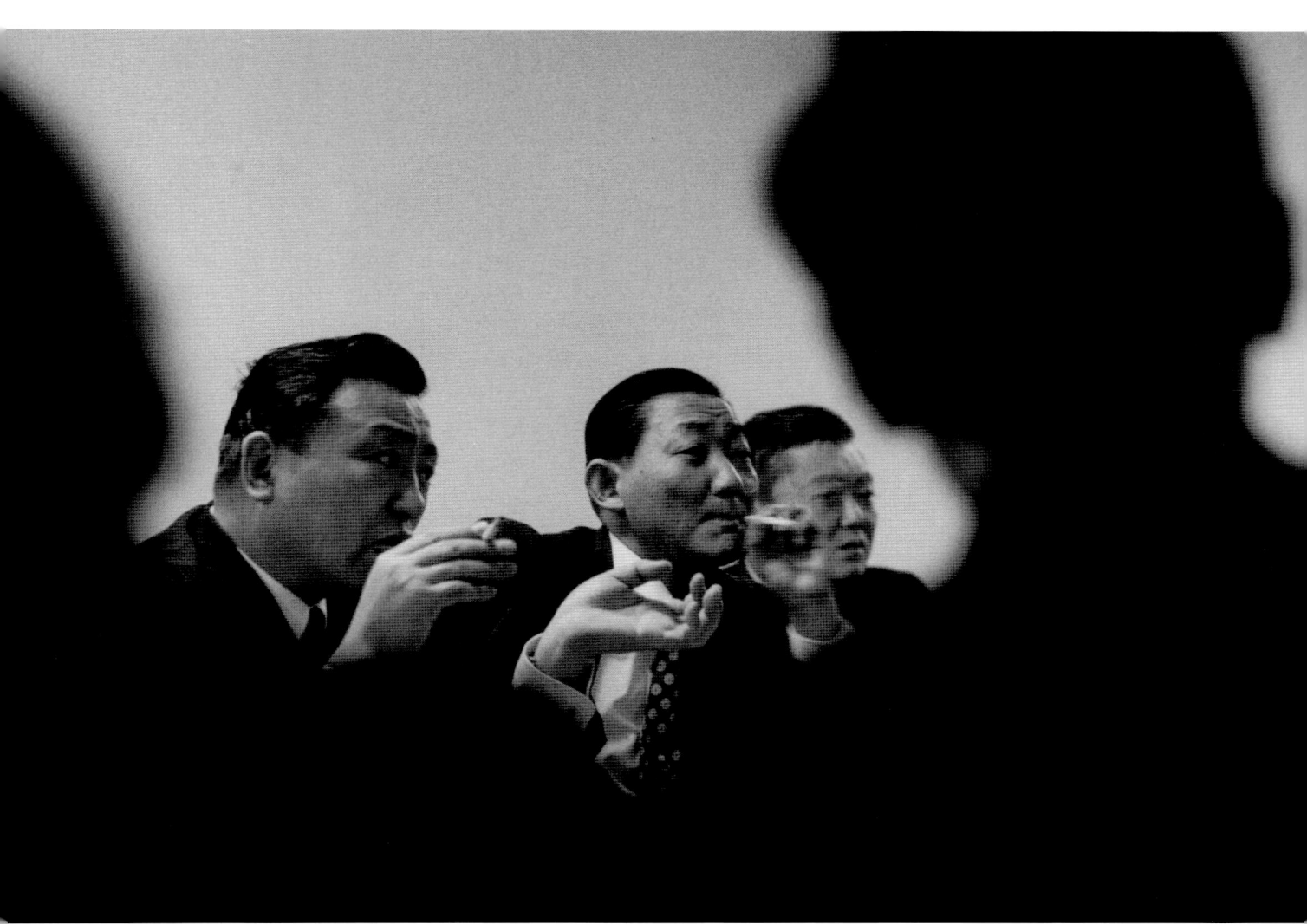

中央公害審査委員会(のちの公害等調整委員会)の事務局員

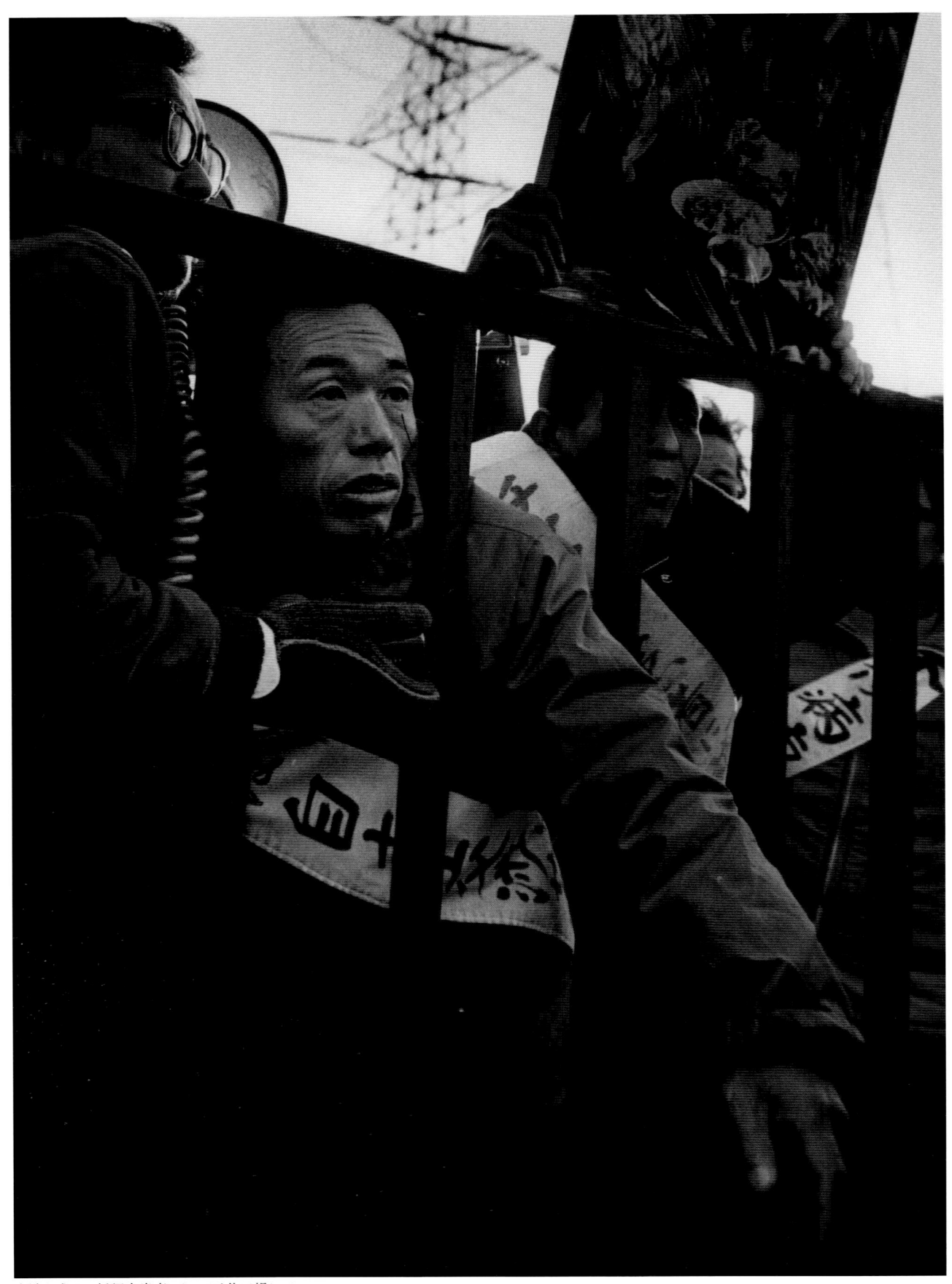

交渉を求める新認定患者。チッソ五井工場にて

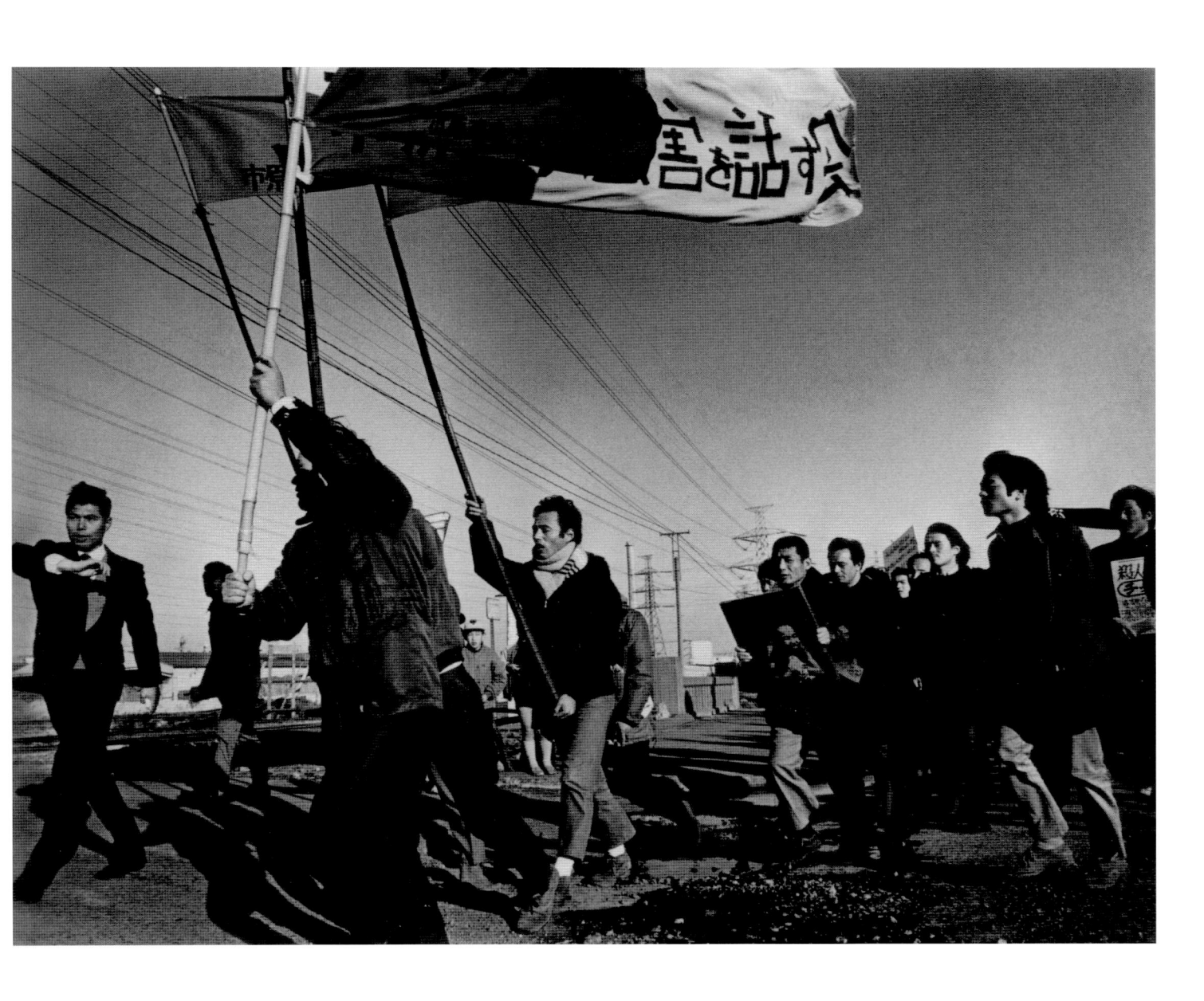

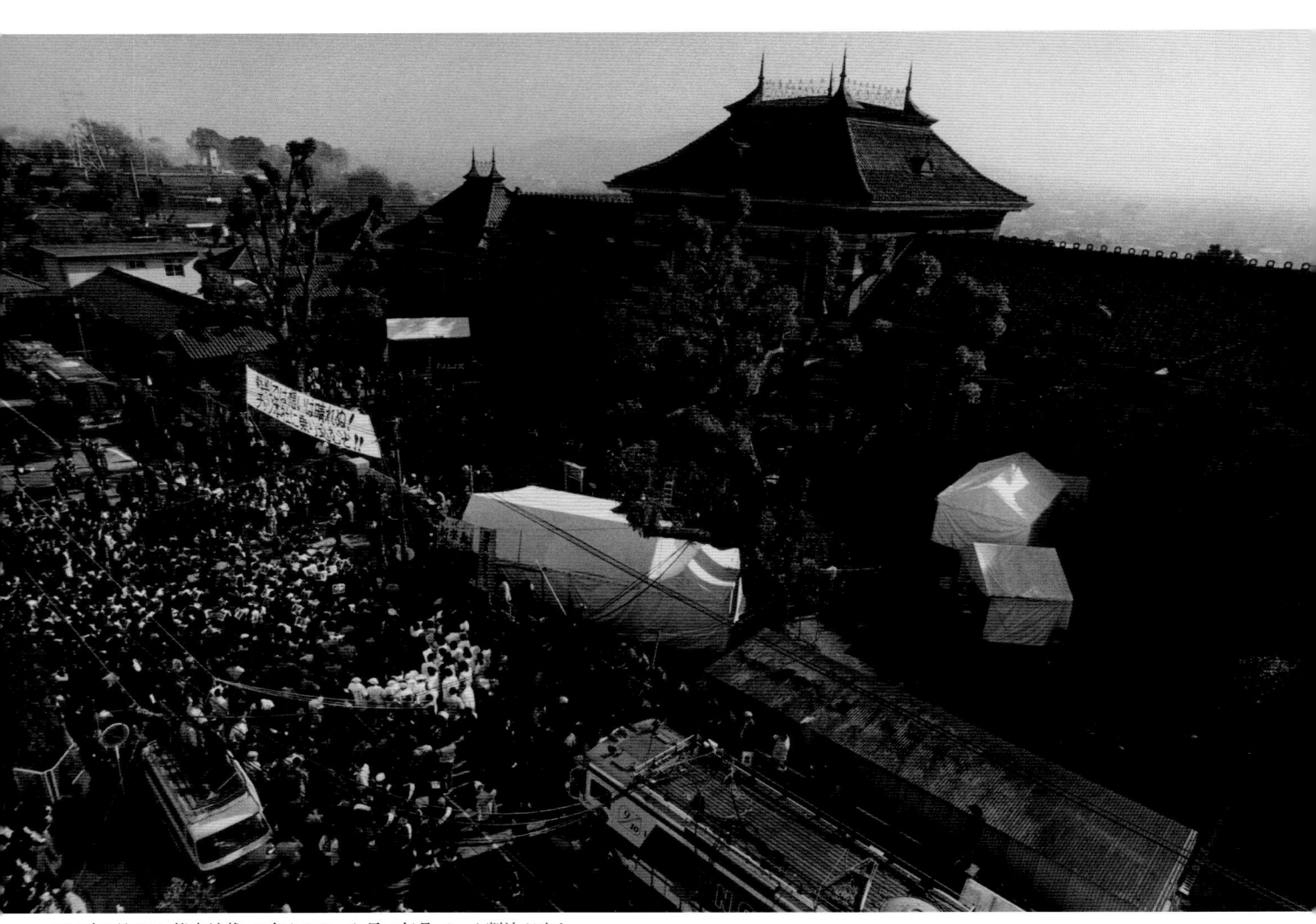

1973年3月20日、熊本地裁。17年もかかった長い年月。やっと判決が出た

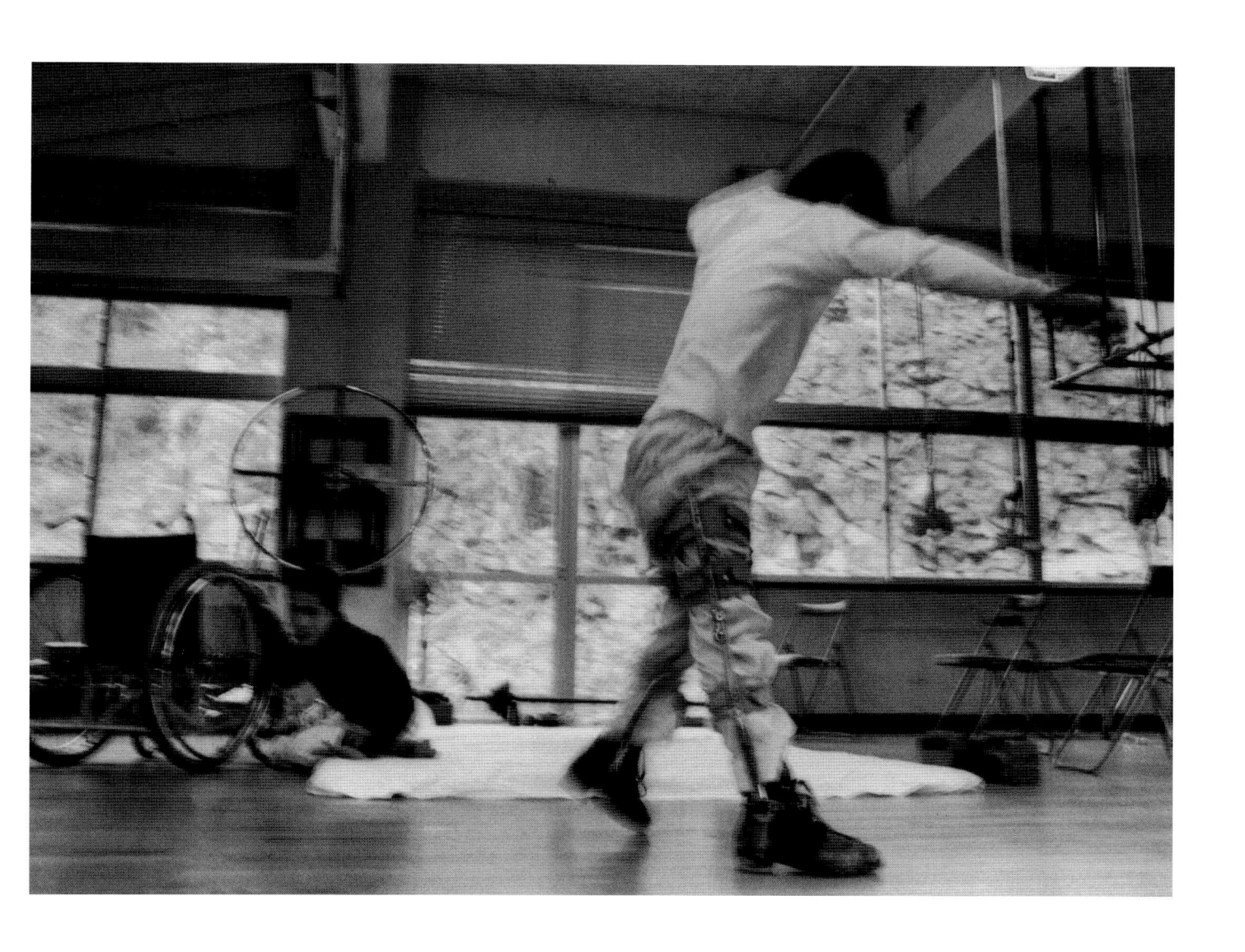

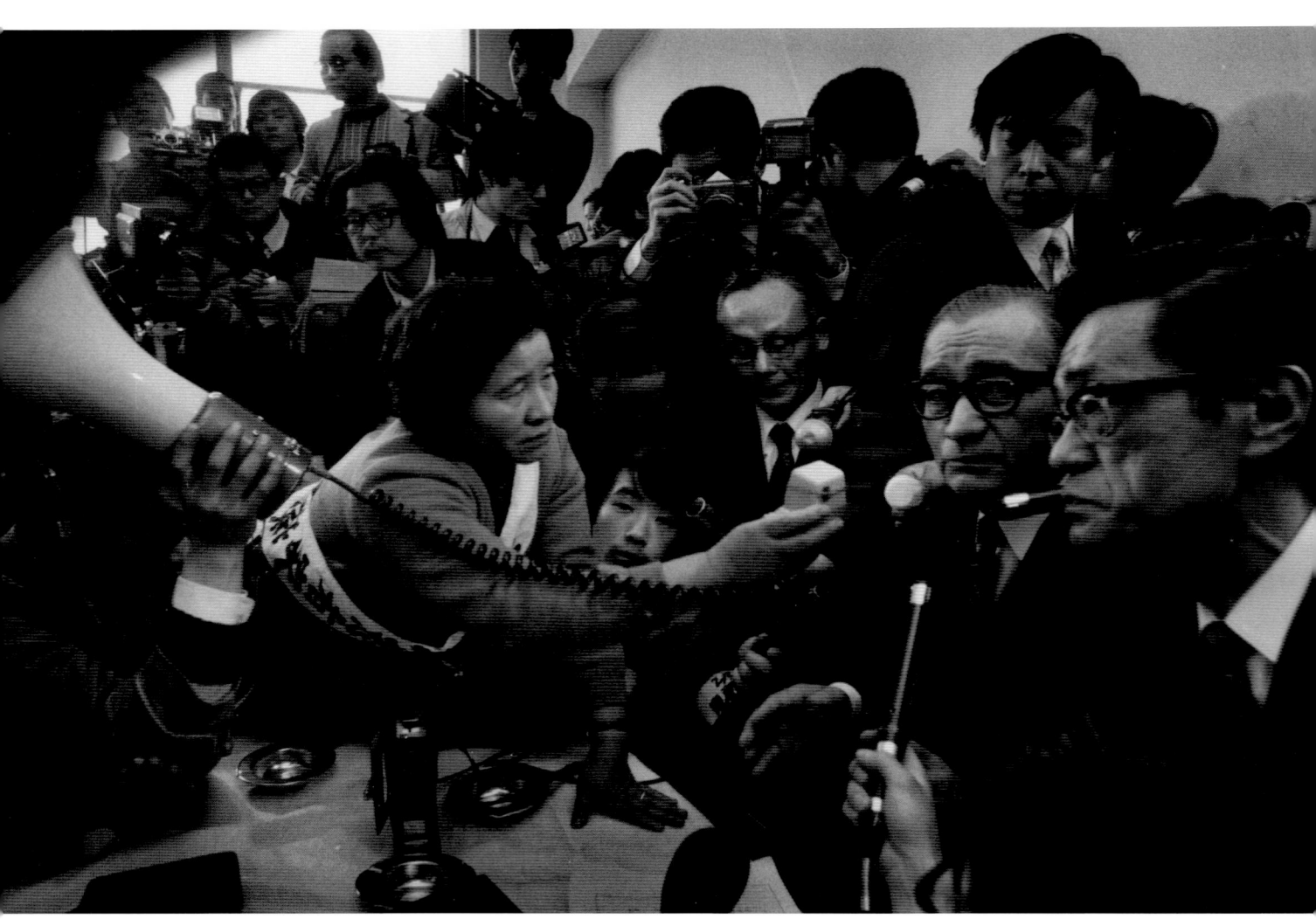

判決後の交渉。マイクを島田社長に突きつける胎児性水俣病患者坂本しのぶさんの母親。チッソ東京本社にて

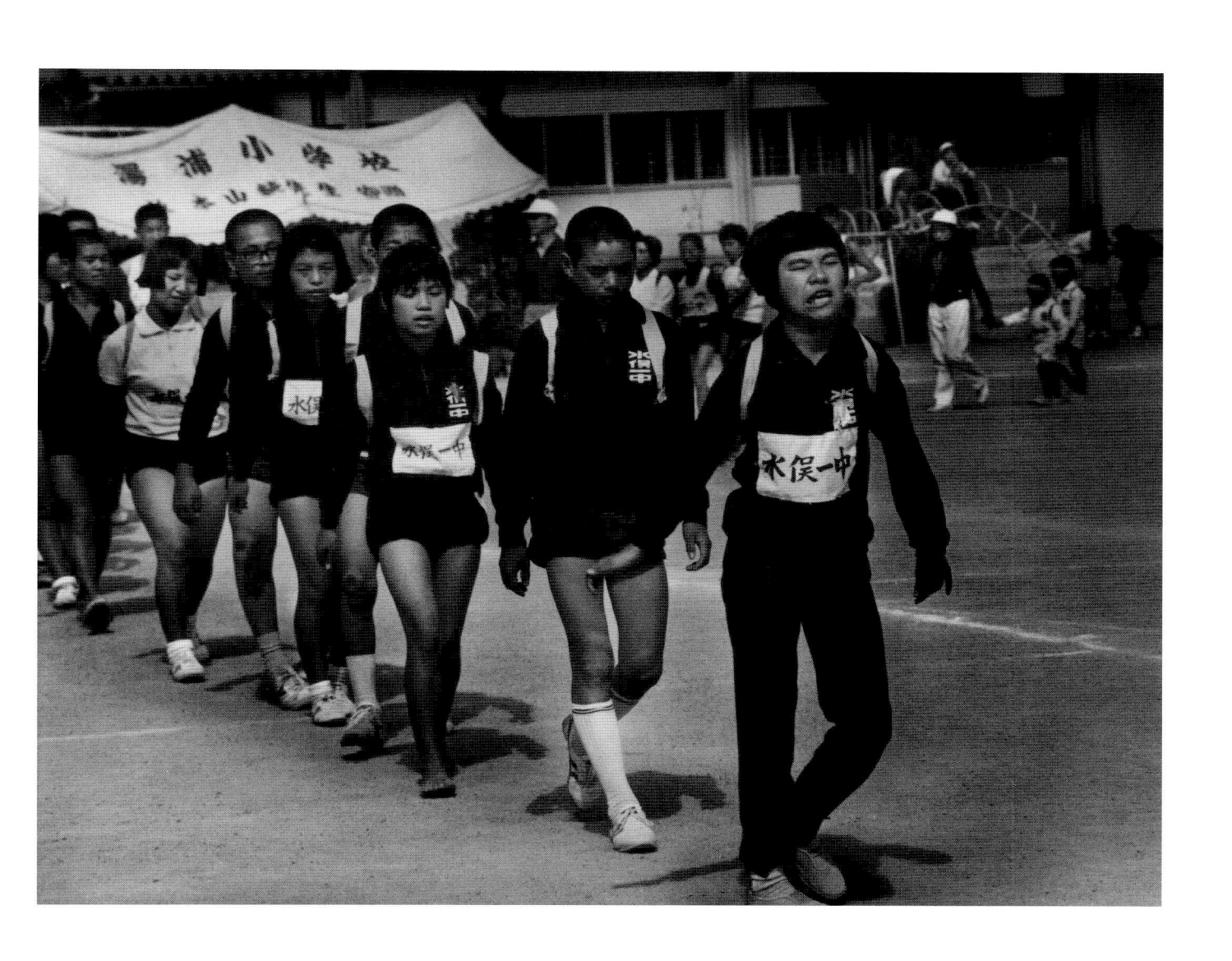

写真集「水俣を見た7人の写真家たち」

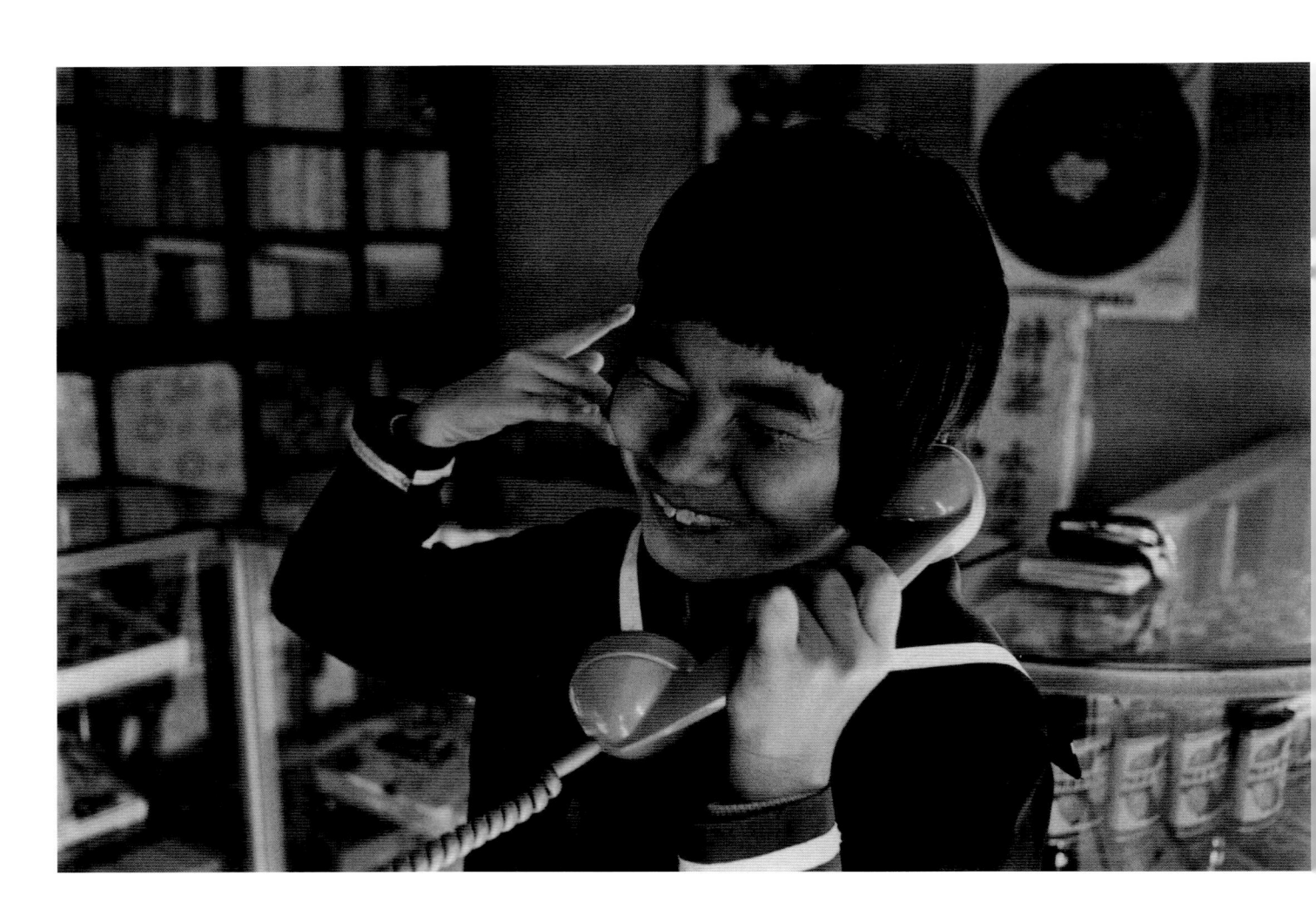

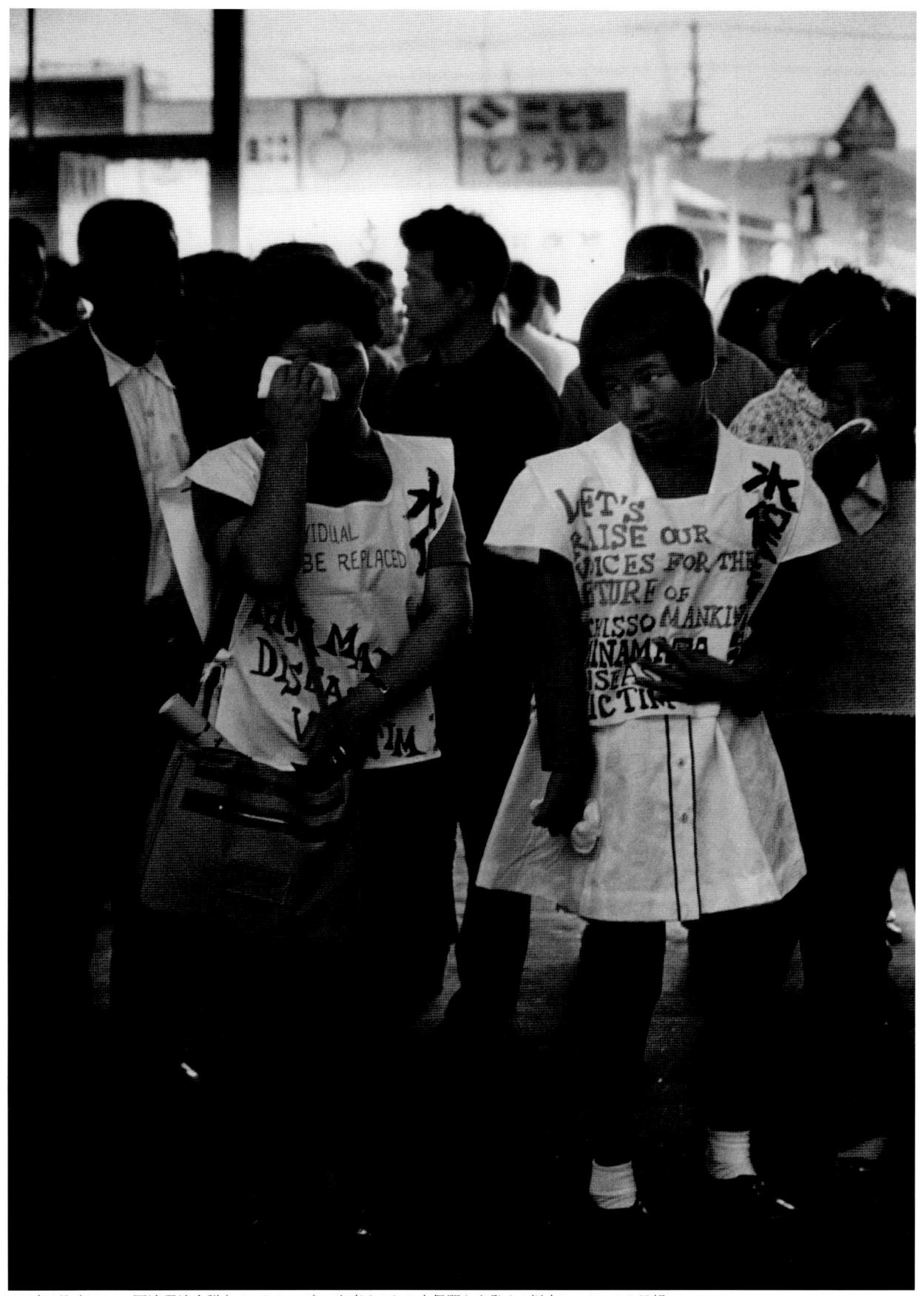

1972年6月、初めての国連環境会議(ストックホルム)へ出席するため水俣駅を出発する坂本しのぶさんと母親

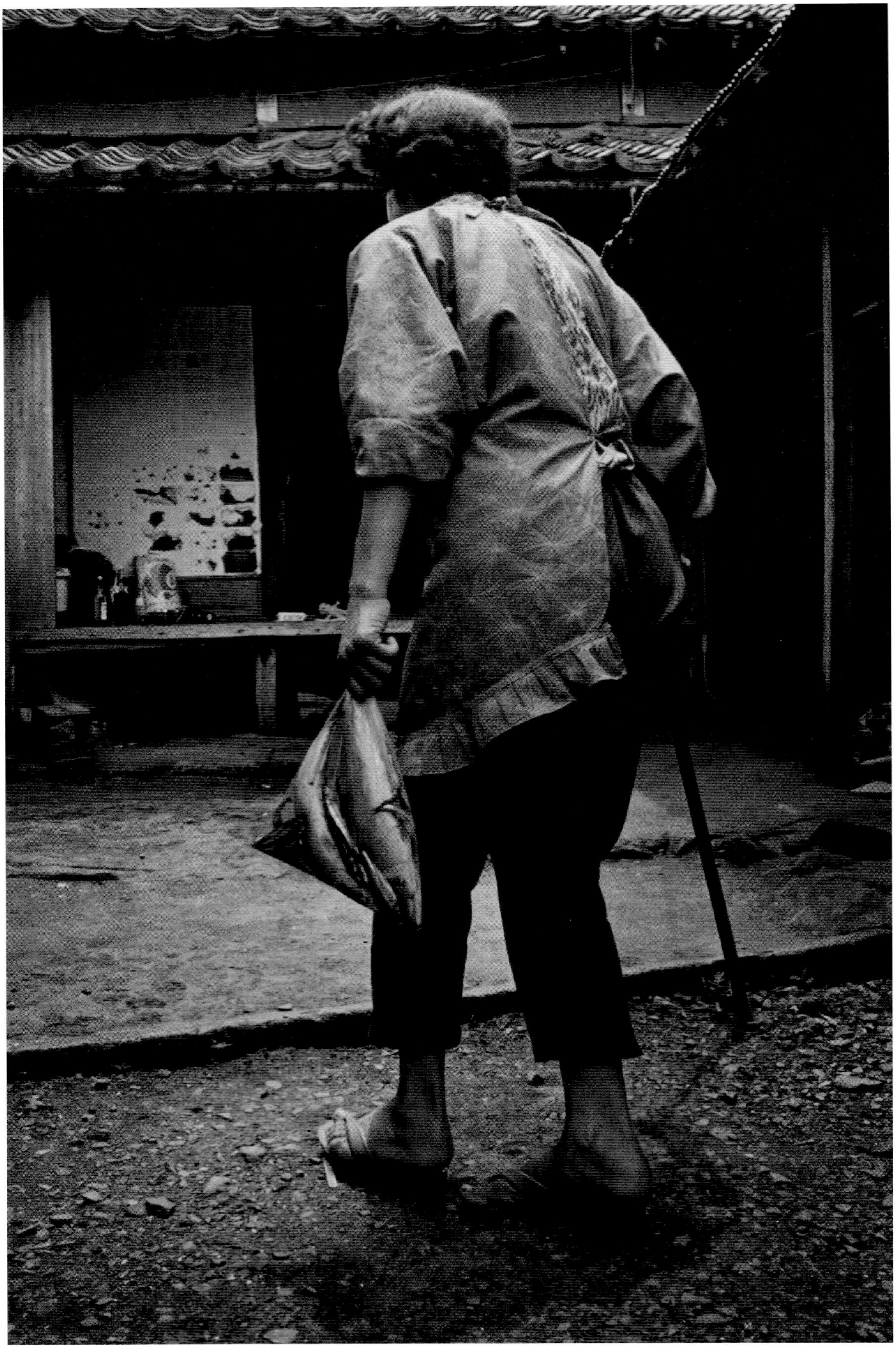

小柴一良
KOSIBA Kazuyoshi

小柴一良

© KOSHIBA Kazuyoshi

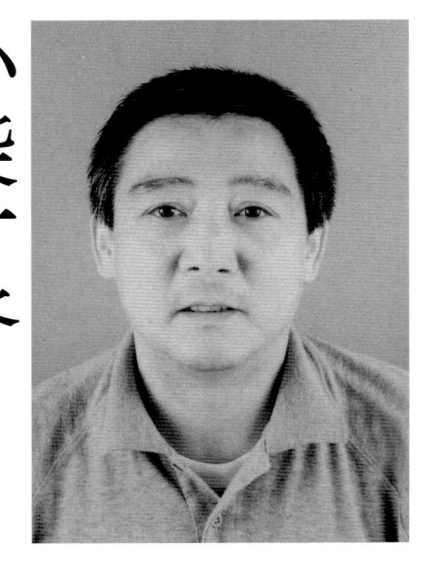

　本格的に水俣の撮影に入った頃、裁判も終り、認定された人達は家を造り、内に篭っていたように思う……。そんな中で撮影は困難を極めた。現地に入って暫くすると目が慣れてしまうのか、当初の驚きも平凡な風景に変わった。最初の頃は水俣的フォトジェニックな写真と考えていたのだが……。地元の人達とも徐々に疎遠になっていった。生活の為、漁師のアルバイトをし、当地の漁協で船舶免許も取った。75年に水俣の隣町、出水市に転居し、今回の組写真の人物、時吉正人さんと出会うことになる………。

水俣よ、サヨウナラ、コンニチワ。

Profile

- ●生年月日　1948年2月21日
- ●出身地　大阪府
- (社)日本写真家協会会員

1972年	大阪・西川孟写真事務所に撮影助手として入所 その間、土門拳氏の『古寺巡礼1 大和篇』、『女人高野室生寺』などの撮影助手を務める
1974年	水俣・出水取材
1977年	帰阪 この年より広報写真、CM写真を中心とした撮影を開始 (クライアントに(株)田辺製薬、(株)大日本印刷、(株)関西国際空港 など)

時吉さん宅には何回通っただろうか。「写真撮っても良かっですか」、「うん」と頷かれた。親は漁師で、自身は半農半漁の生活であった。

　昭和37年〜38年頃頭痛がひどく、仕事にならなかった。その後おかしな行動をとるようになり、昭和41年痙攣のあと正気を失う………。

　冬、窓の遠くにシベリアから飛来した鶴達の乱舞が見られた………。

（撮影当時から認定申請を続けていたが、未認定のまま死亡。）

時吉さん 1976年6月撮影

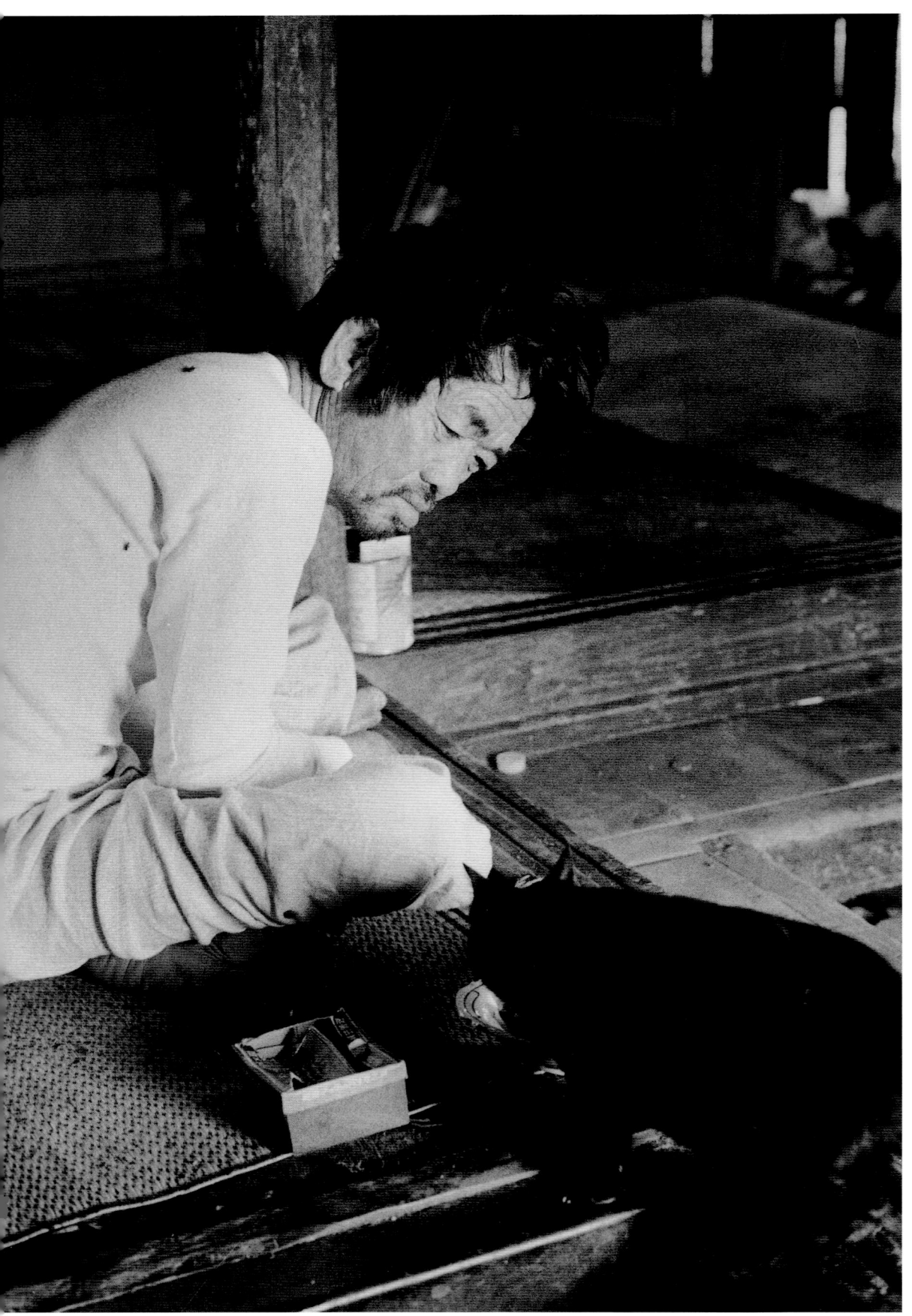

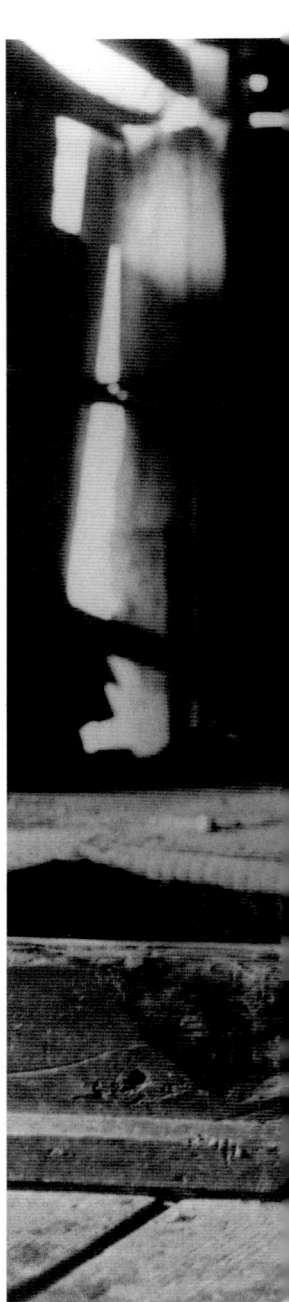

時吉さん 1976年6月撮影

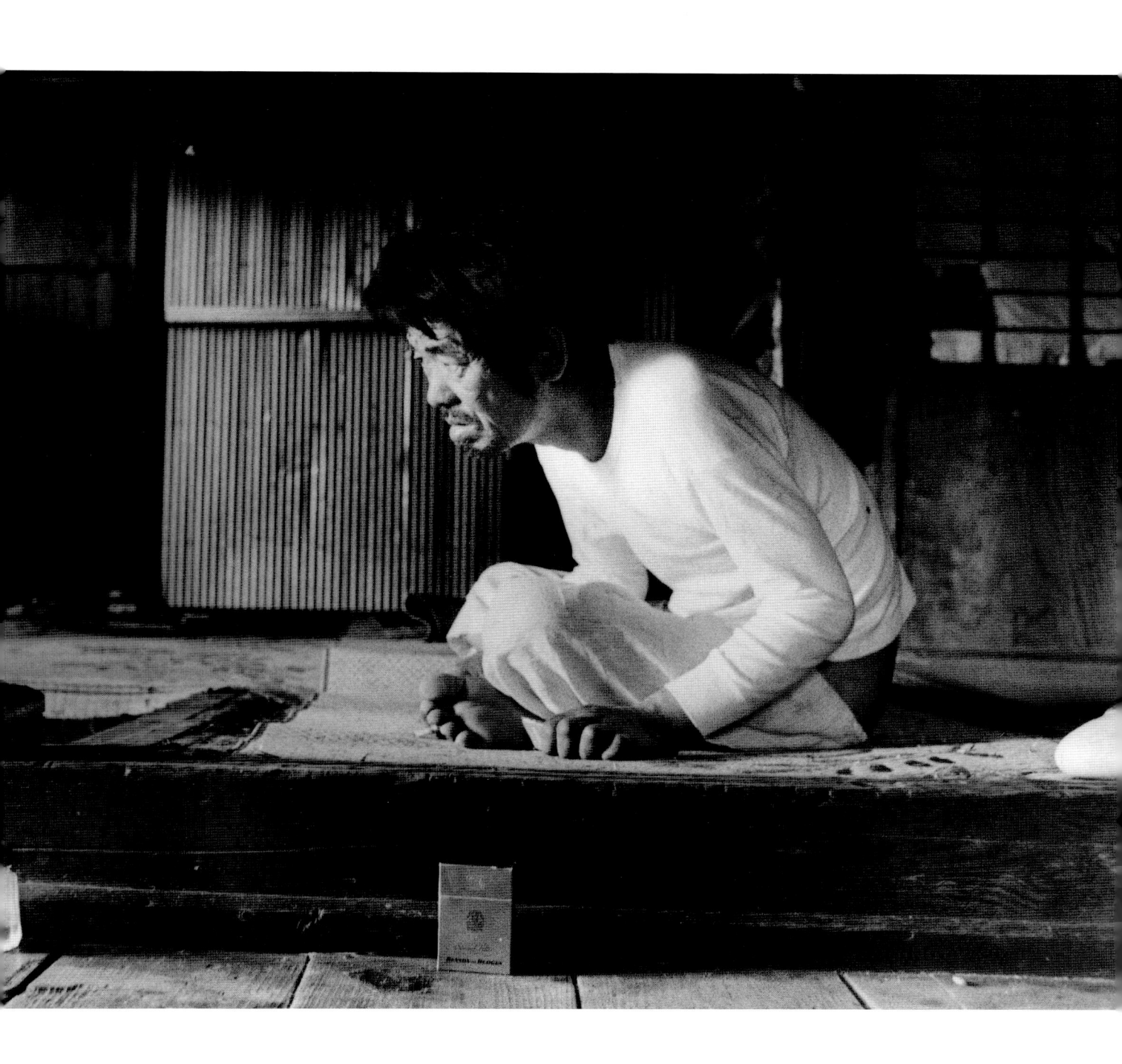

写真集「水俣を見た7人の写真家たち」

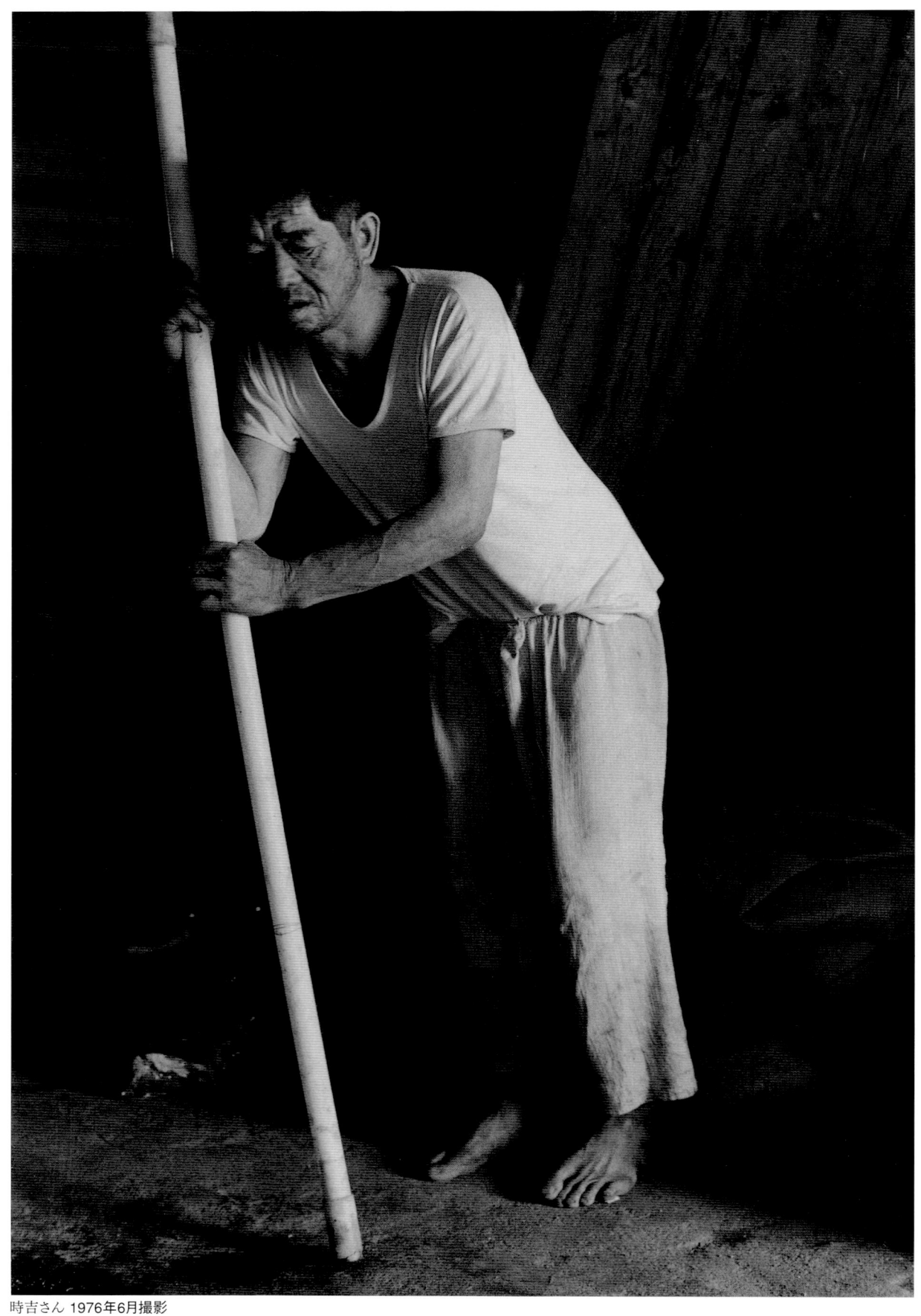

時吉さん 1976年6月撮影

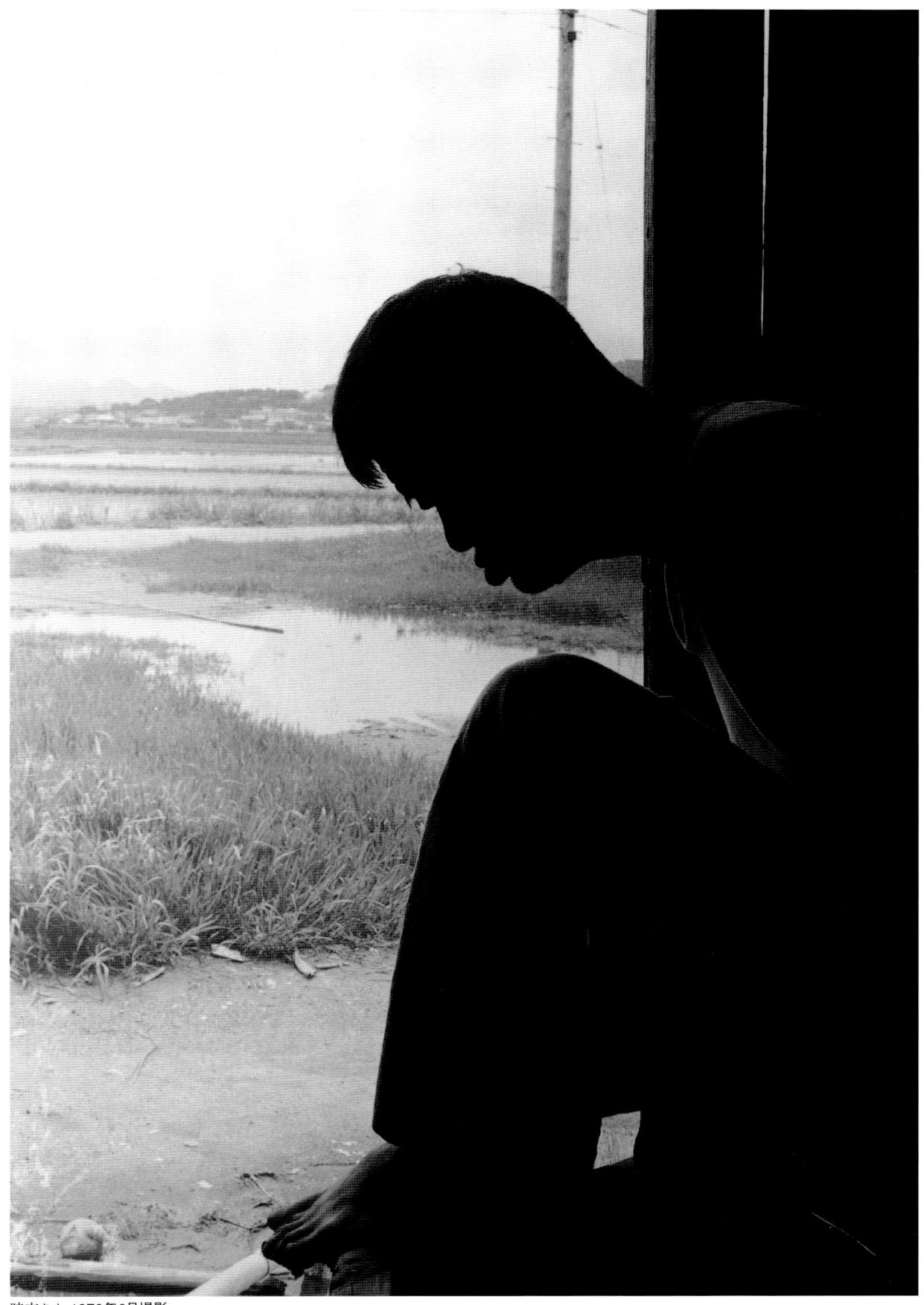

時吉さん 1976年6月撮影

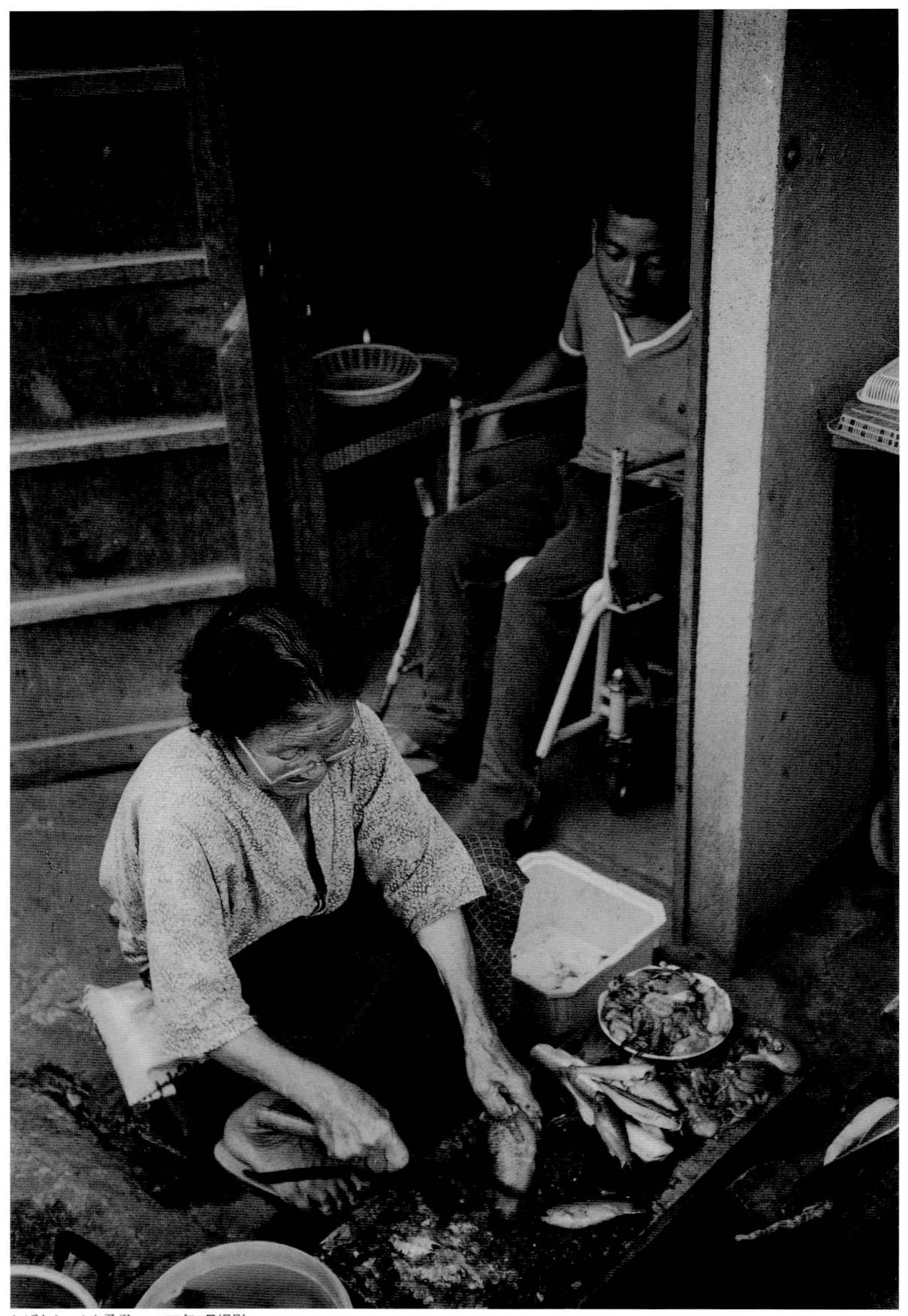

おばあちゃんと勇君　1977年8月撮影

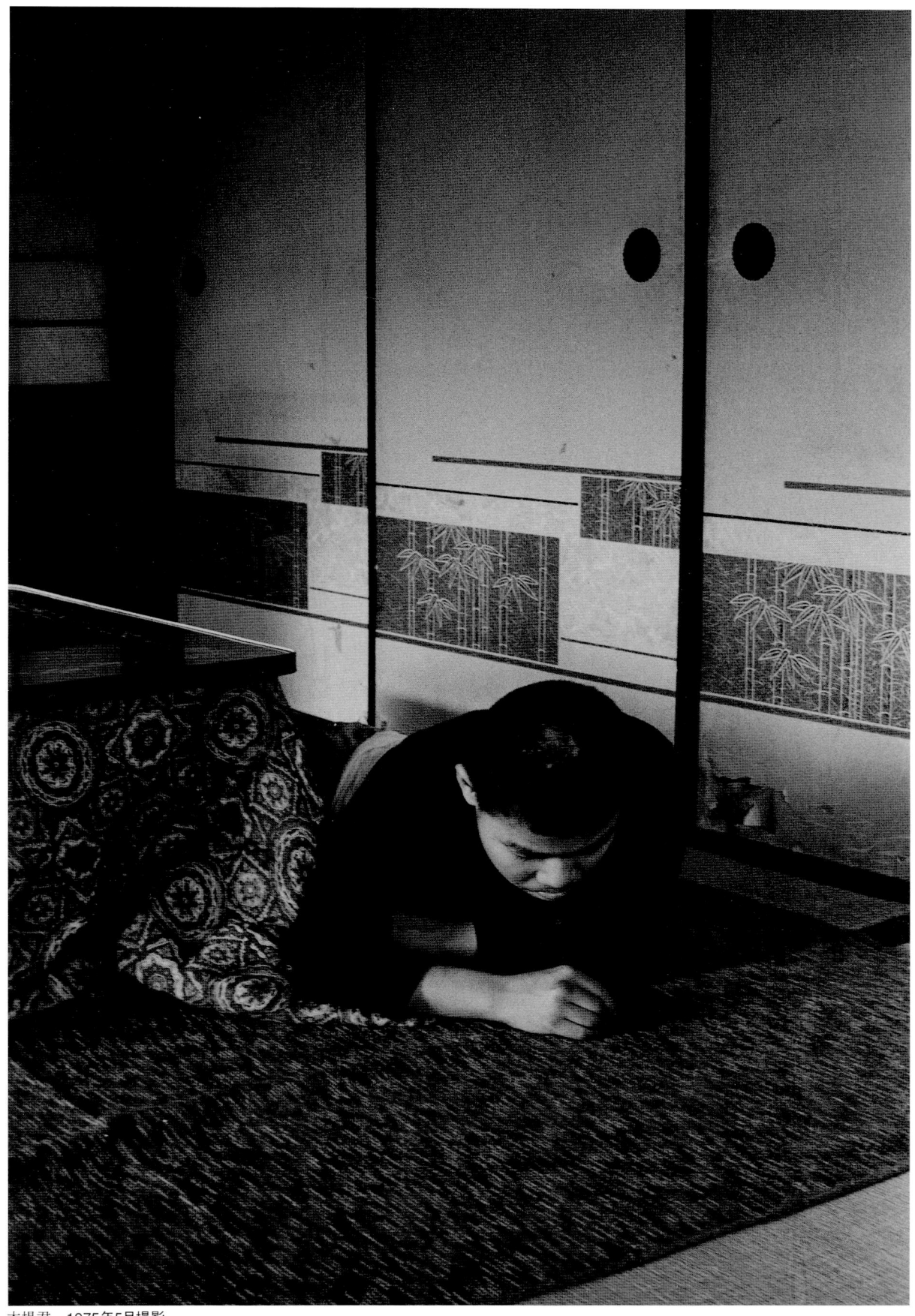

木場君　1975年5月撮影

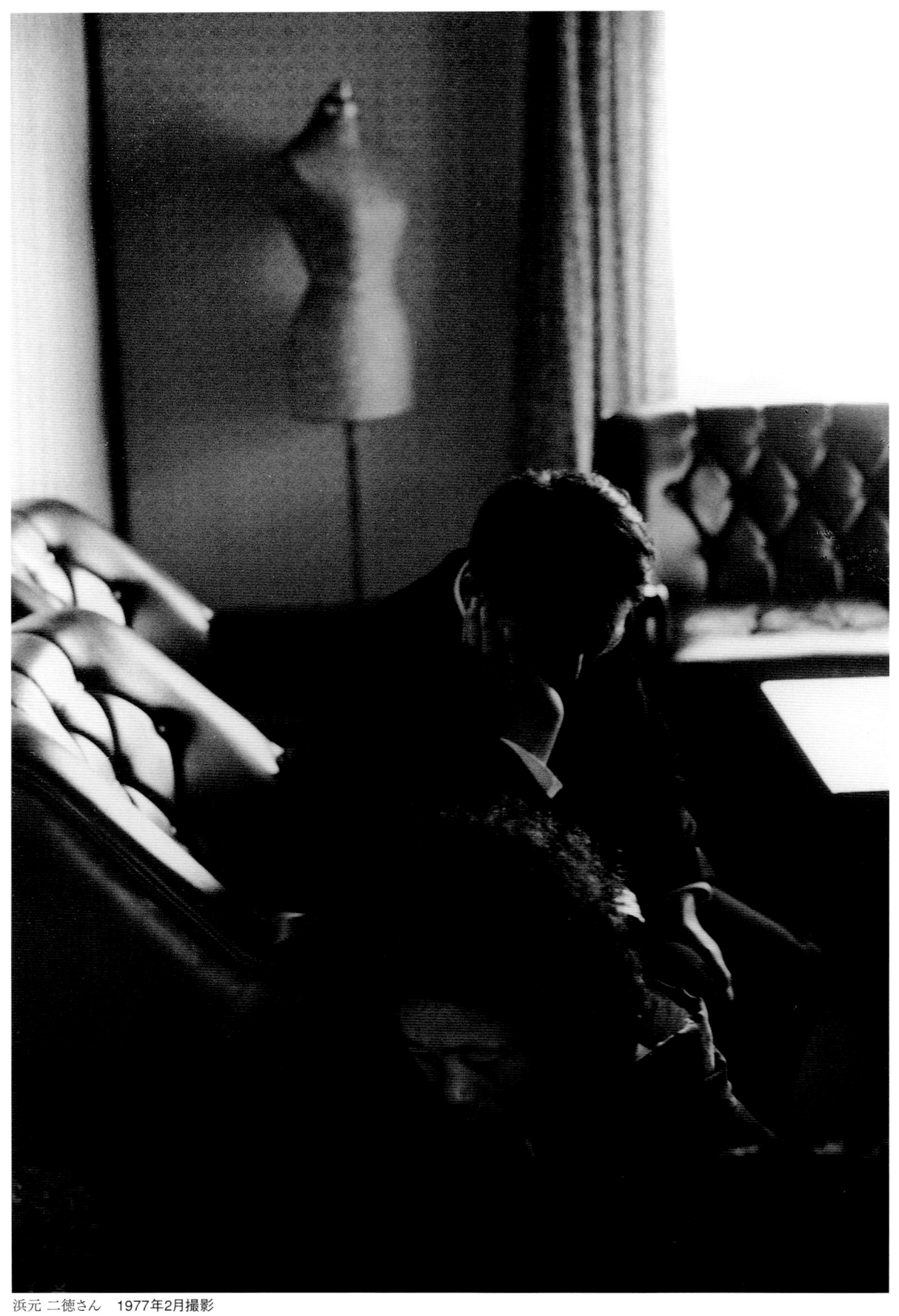

浜元 二徳さん　1977年2月撮影

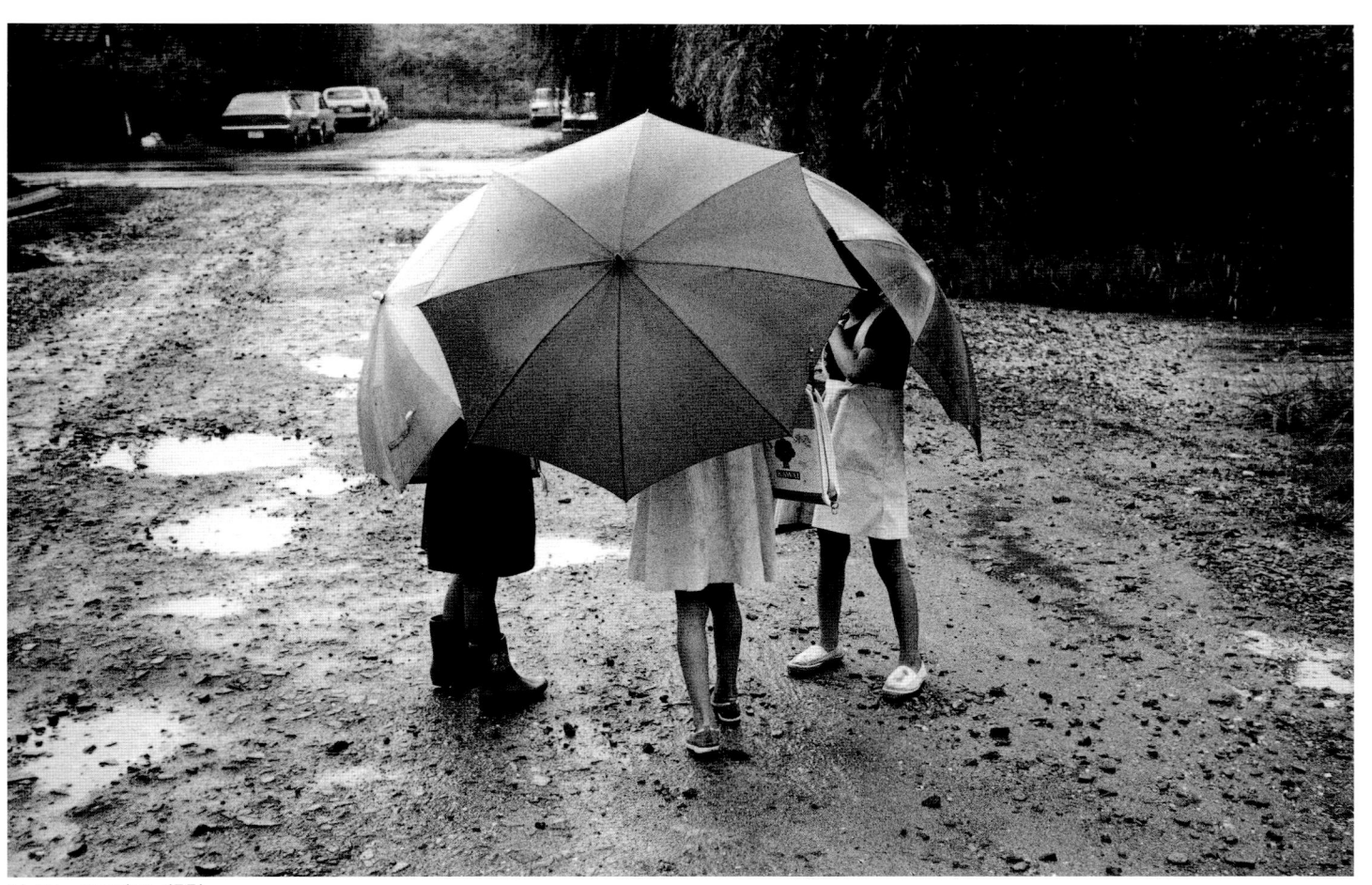

雨、6月　1977年6月撮影

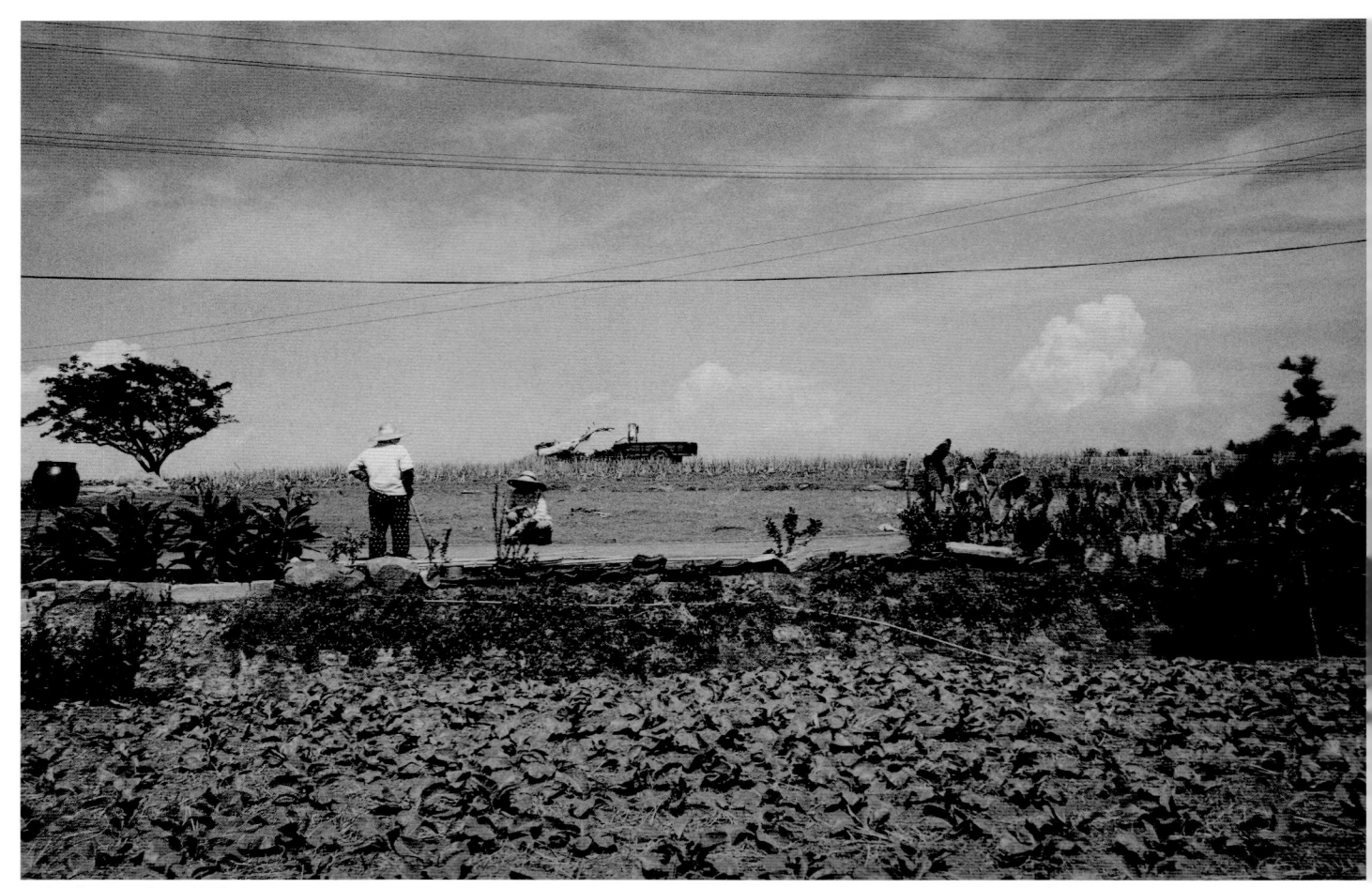

明神、夏　1977年9月撮影

田中史子
TANAKA Fumiko

田中史子

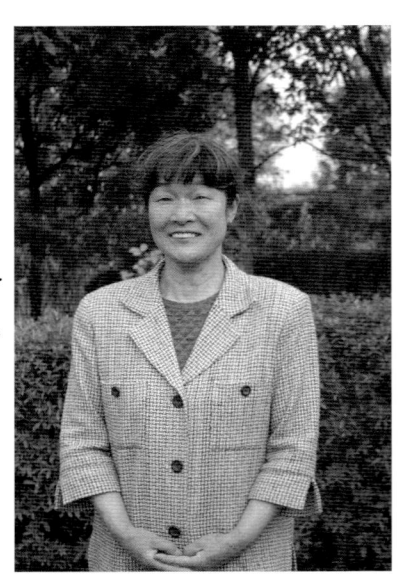

©TANAKA Fumiko

　私が水俣病の写真撮影を行ったのは、1987年の夏からの8年間です。この期間は熊本水俣病第3次訴訟、新潟水俣病第2次訴訟、福岡訴訟、東京訴訟、京都訴訟、大阪訴訟などが提訴され水俣病被害者・弁護団全国連絡会議が結成されて、チッソ、熊本県、国を相手にした全国的な戦いが展開されていた。不知火海沿岸大検診などで発掘された多くの患者は、かつてのように劇症を呈するものはほとんどなく、かといって軽症とかたずけてしまうには、あまりにも長い期間、他人には理解されえない症状と偏見に苦しみ続けているのだった。このころやっと、水俣病の病像が明らかにされつつあり、水俣病患者に見られる疫学的特徴は水銀に汚染された魚を多食したことと、手足のしびれだということだった。私はいまの水俣病患者の苦しみををありのままに撮り、みんなに見て欲しいと思った。当時製薬会社で働いていた私は、仕事の合間を縫って現地へ通い、患者宅や友人宅、診療所などへ泊めていただき撮影した。東京では、国会請願やデモ、座り込みに上京してくる原告たちと行動を共にして撮影した。

■ 生（いのち）

Profile

- ●生年月日　1941年8月12日
- ●出　身　地　長野県

1979年	現代写真研究所入学
1982年	東京　ニコンサロンにて個展「分割大地」
1987年	現代写真研究所卒業
1990年	東京・御茶ノ水　世界観ギャラリーにて個展「裾野水俣病」
1991年	新潟・NTTプラザにて個展「水俣病」
1994年	東京・世田谷佐藤記念館にて個展「生（いのち）－40年目の水俣病－」
	その他
	東　京：港区　芝公園、新宿区　都庁舎前
	練馬区　勤労福祉会館、戦争と平和展、関町読書会
	千　葉：船橋市　二和病院
	神奈川：横浜市　みなとみらい21、秦野市図書館
	京　都：ギャラリー「Space-Ki」
	熊　本：水俣駅前ふれあい広場、水俣市立明水園
	長　野：諏訪市図書館
	埼　玉：朝霞市図書館　などで展示
1994年	写真集　「生（いのち）」－40年目の水俣病－ 出版

最初の3年は、ほとんど患者の話を聞くだけで、しかも聞いても聞いても写真にならないことばかりで途方にくれた。医師や看護士について、患者宅を訪問したり、専門家や患者の話を聞き、またできた写真を見てもらって「このとうりだよ」の言葉に勇気づけられた。しかし、水俣病の痛みは撮れない。それでも、とにかく水俣病の解決のための力になりたいと、御茶ノ水で写真展を開くことにした。写真展を目前にして、新潟へ。そこで初めて、全く偶然に目の前で足がつれるところを撮影できた。「患者のそばにさえ居たら、具合の悪いところは撮れる」という確信を得て、その後の撮影に臨むことができた。現地へ行っても、東京にいても、いつでも患者の傍にいて、一挙手一投足を見守る。歩くだけで、座るだけで、立ち上がるだけで、手をあげるだけで、具合の悪いところはいくらでも見えるようになった。水俣病の患者の毎日の生活自体が病気そのものなのだ。患者は、自らの具合の悪いところを見せてくれるようになり、隠していた家族を撮らせてくれるようになった。

　また、明水園でボランティアに参加しながら、撮影を許可してもらい、認定患者と言えども、必死になって病と闘い続け、生き抜いている姿を見せていただいた。こうして、私の写真集「生（いのち）－40年目の水俣病－」は出来上がった。写真集にも載せられなかったもっと多くの患者の方たちに撮影に協力していただいたことをあらためて感謝します。

＊「水俣/水俣病」を知った動機
　　　1987年8月に参加した水俣病被害者・弁護団全国連絡会議（全国連）主催の現地調査
＊「水俣/水俣病」を撮影した足跡
　　　水俣市、出水市、伊唐島、獅子島、御所の浦島、新潟県、東京都の患者宅と生活の場
　　　水俣協立病院、明水園、沼垂診療所、木戸病院など医療の場
　　　東京での運動の場（国会議事堂前および周辺、チッソ本社）その他

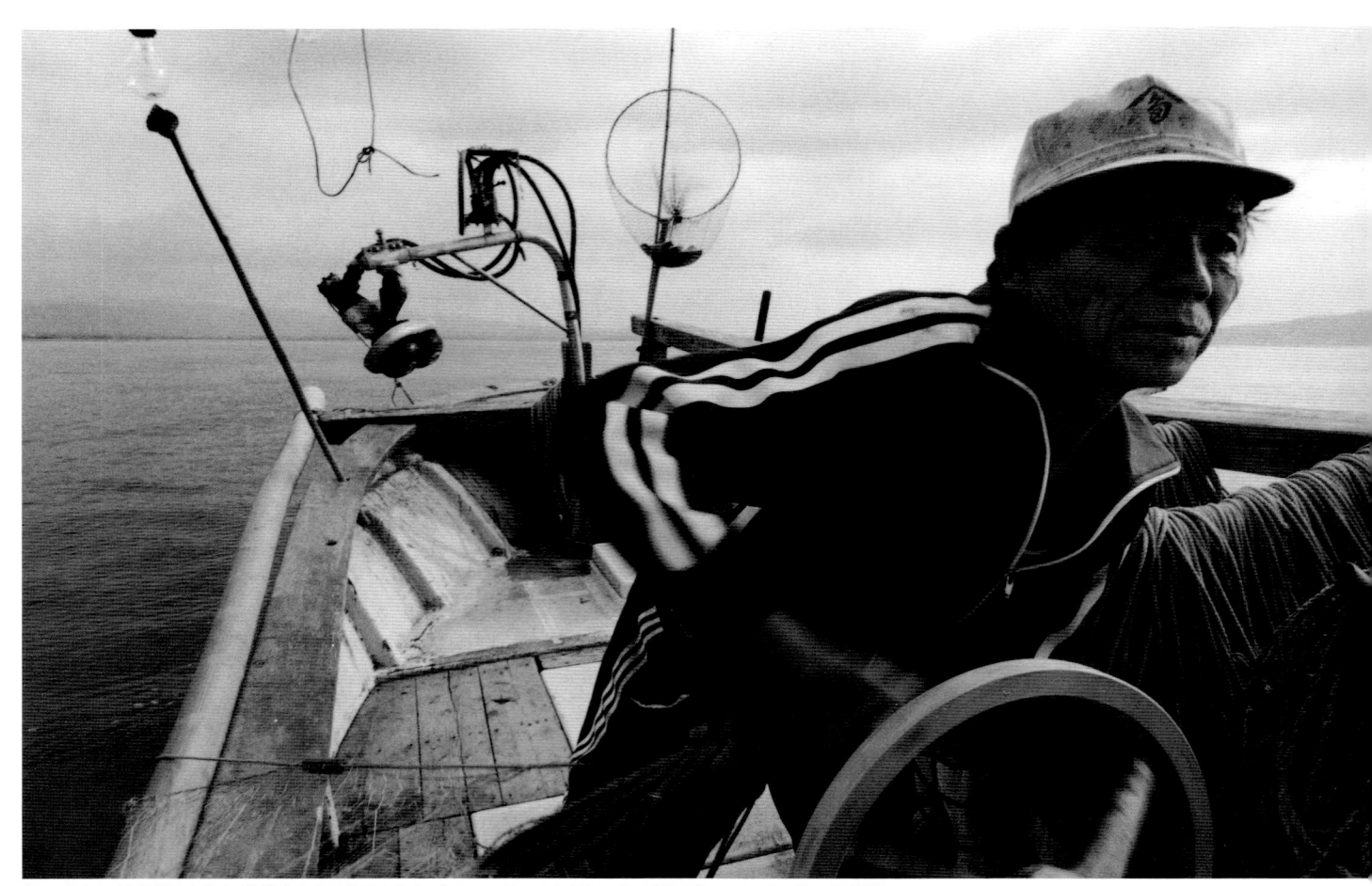

舟の中央にも操縦舵があり、身体をあまり動かさなくてもよいように工夫がしてある（出水）　1988年7月28日撮影

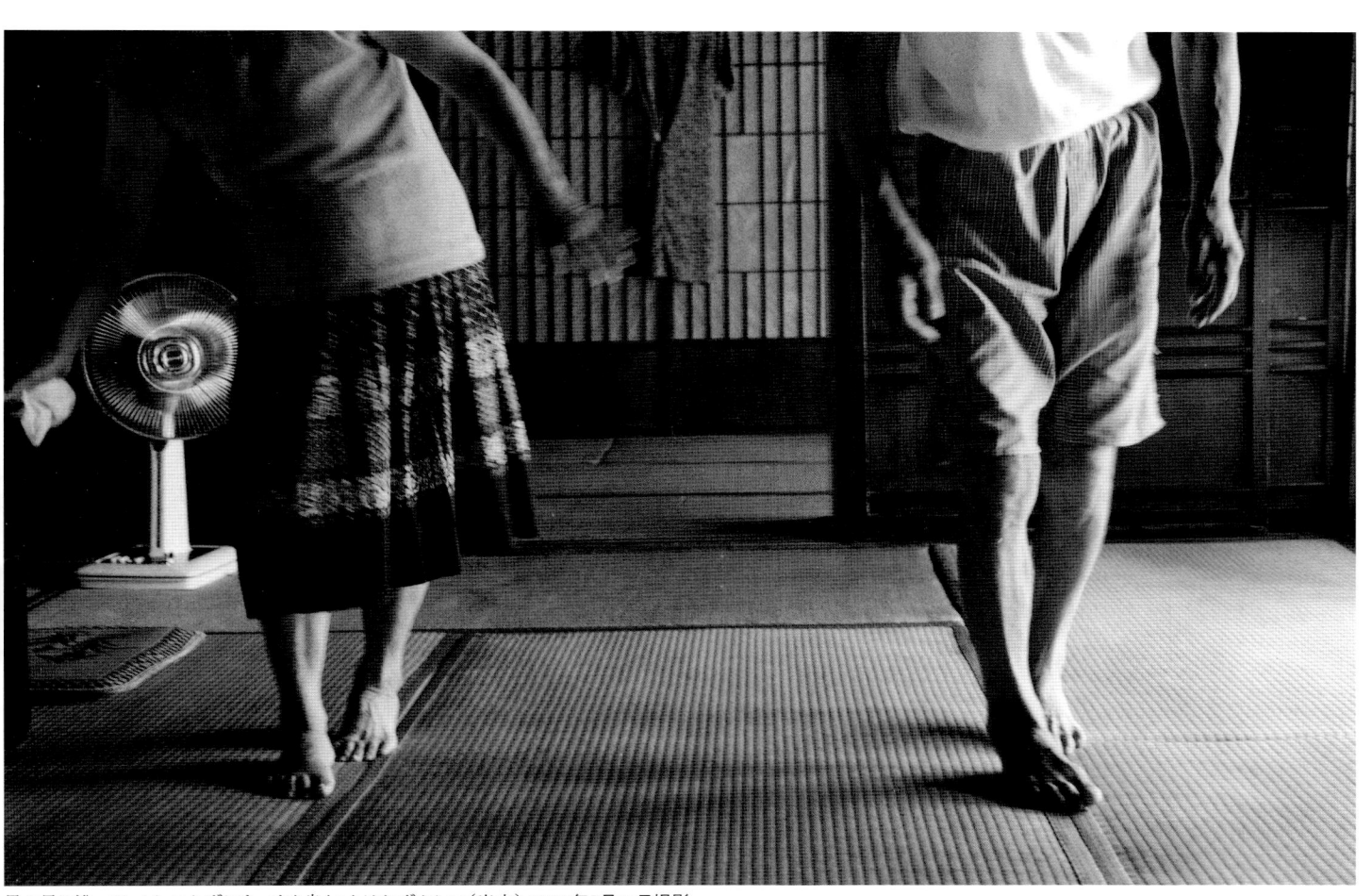

畳の目に沿って、ふらつかずにまっすぐ歩くことはむずかしい（出水）1988年7月28日撮影

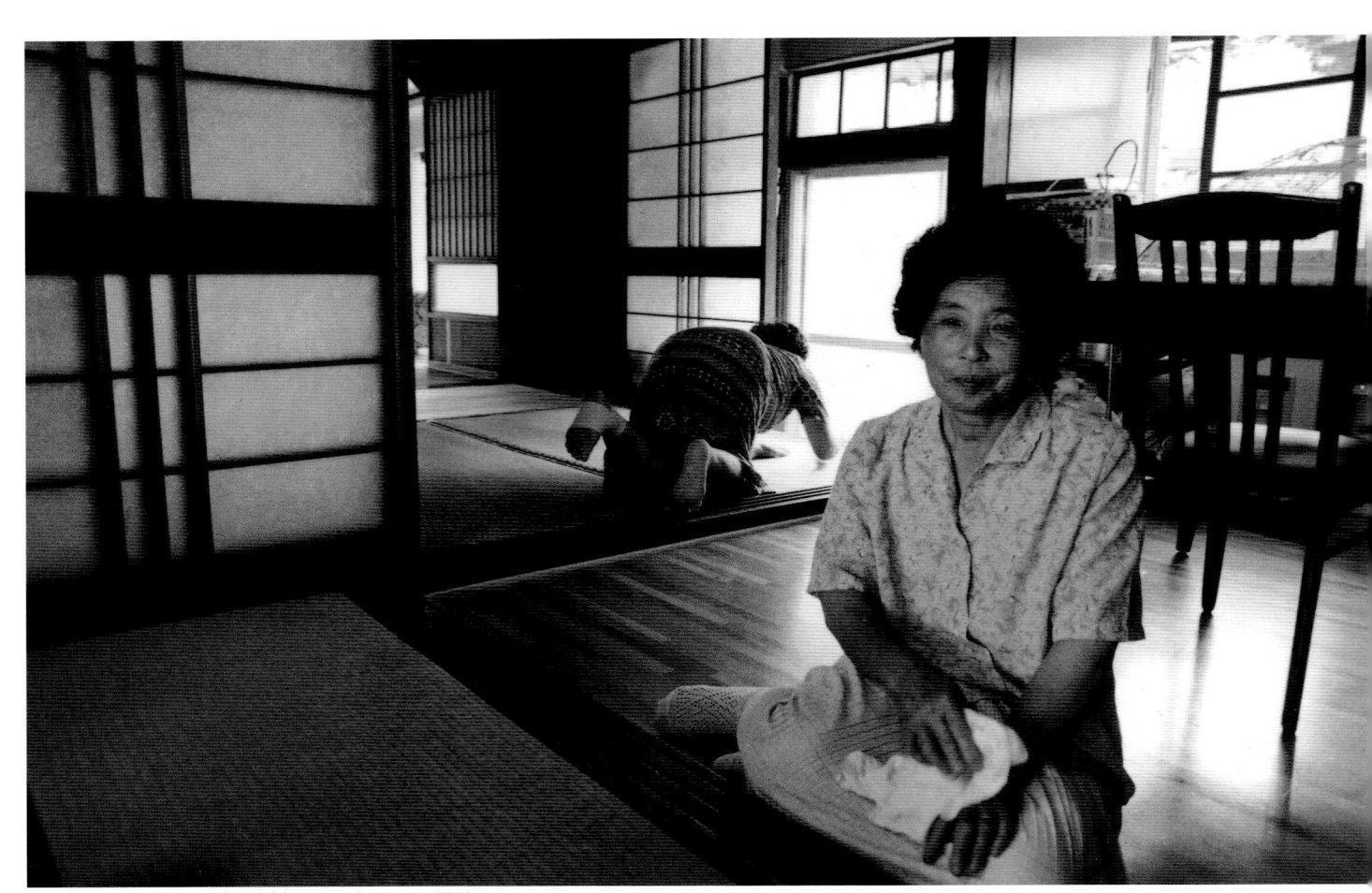

家の中をはって移動する（獅子島）　1991年7月25日撮影

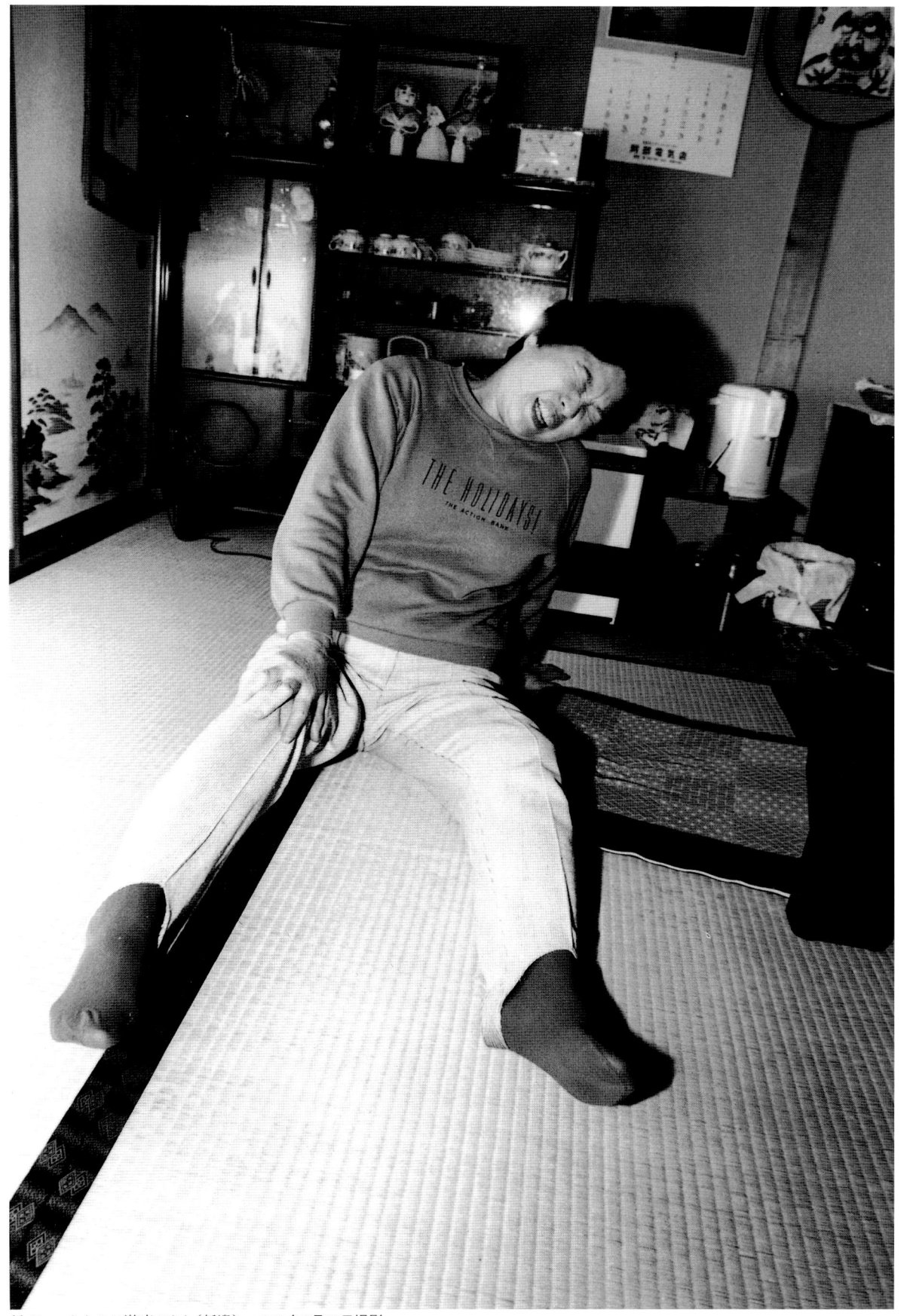

足がつったために激痛がきた（新潟）　1990年3月23日撮影

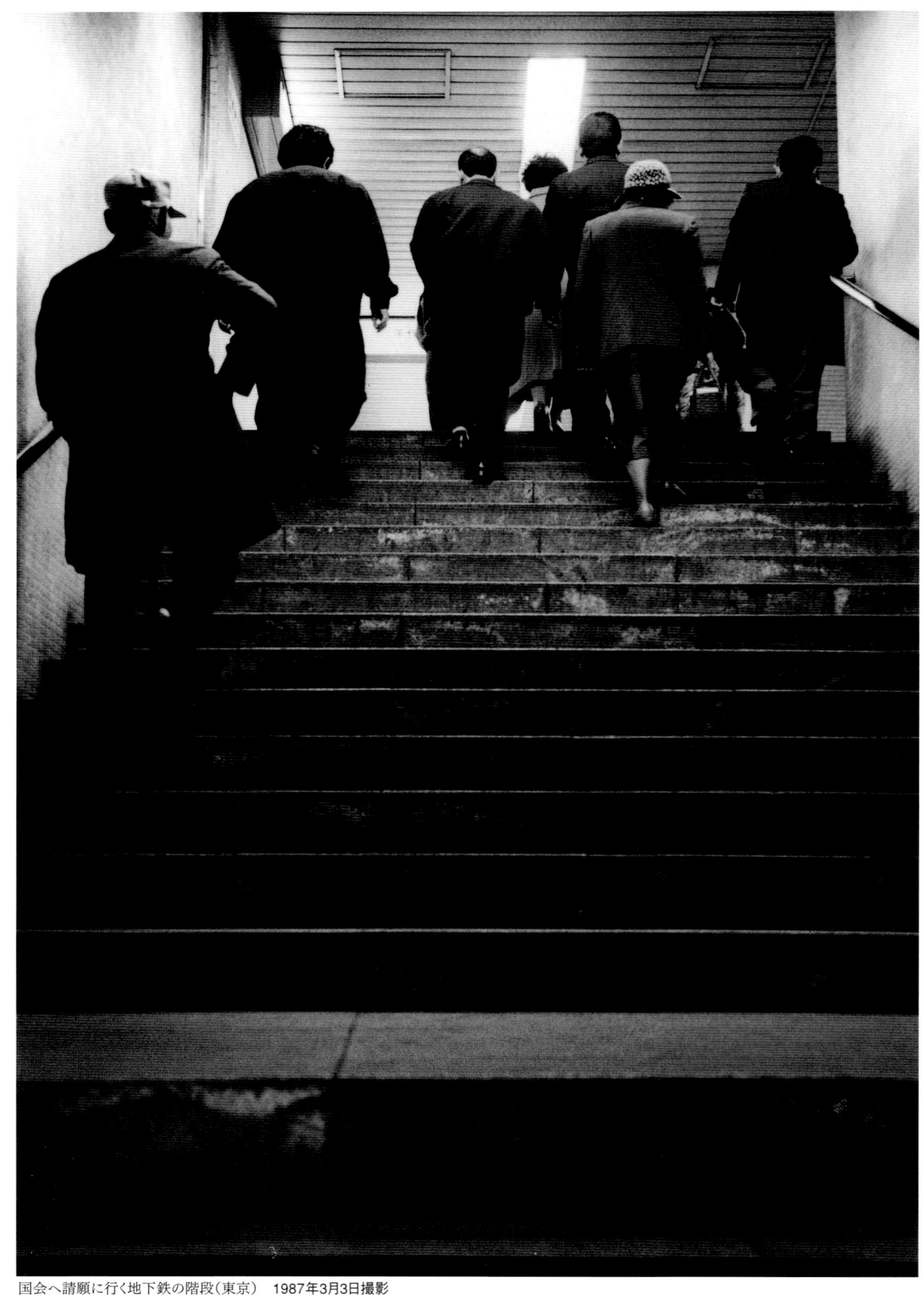

国会へ請願に行く地下鉄の階段（東京）　1987年3月3日撮影

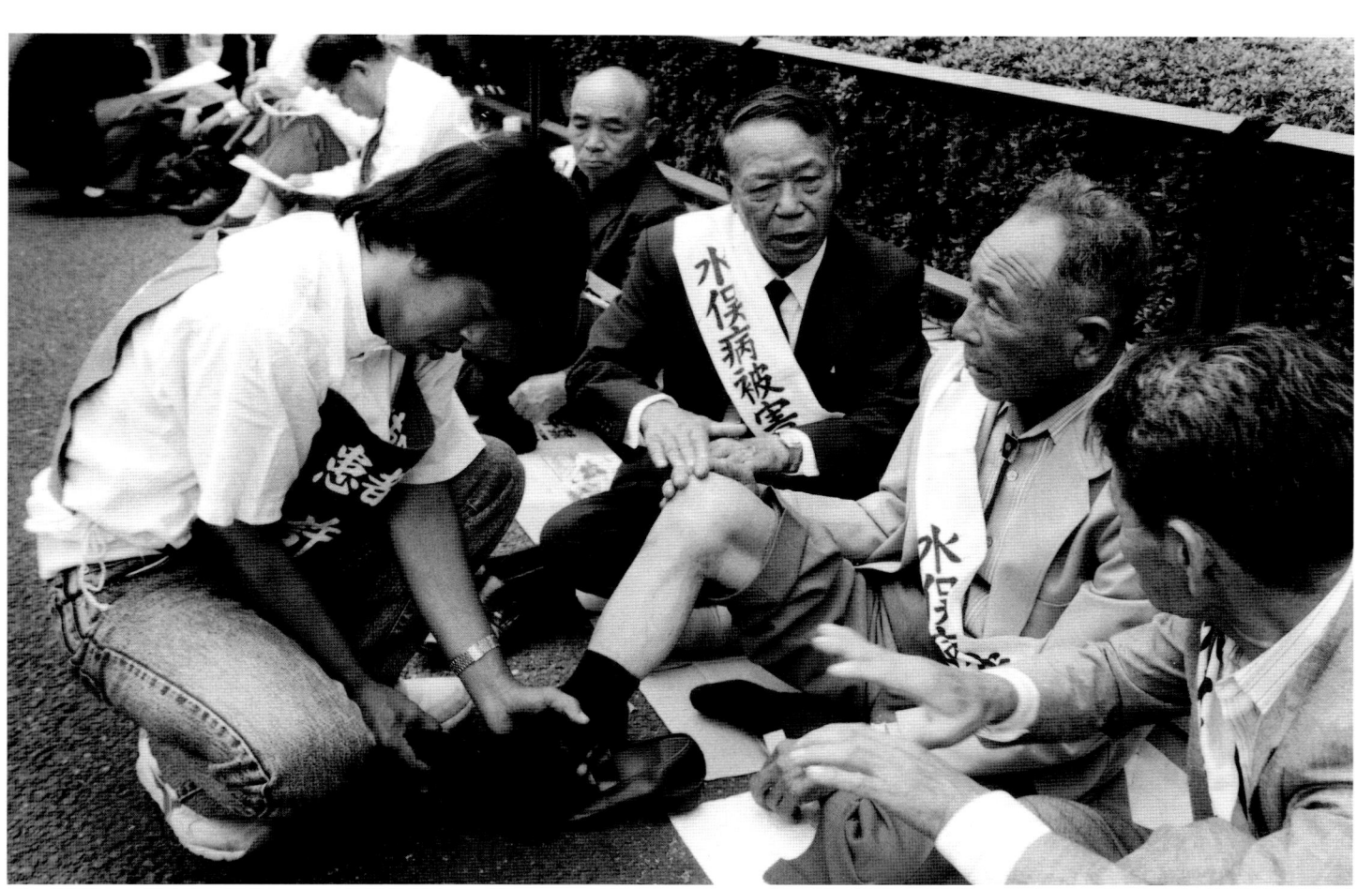

環境庁前の座り込みの途中で足がつってしまった（東京）　1993年2月15日撮影

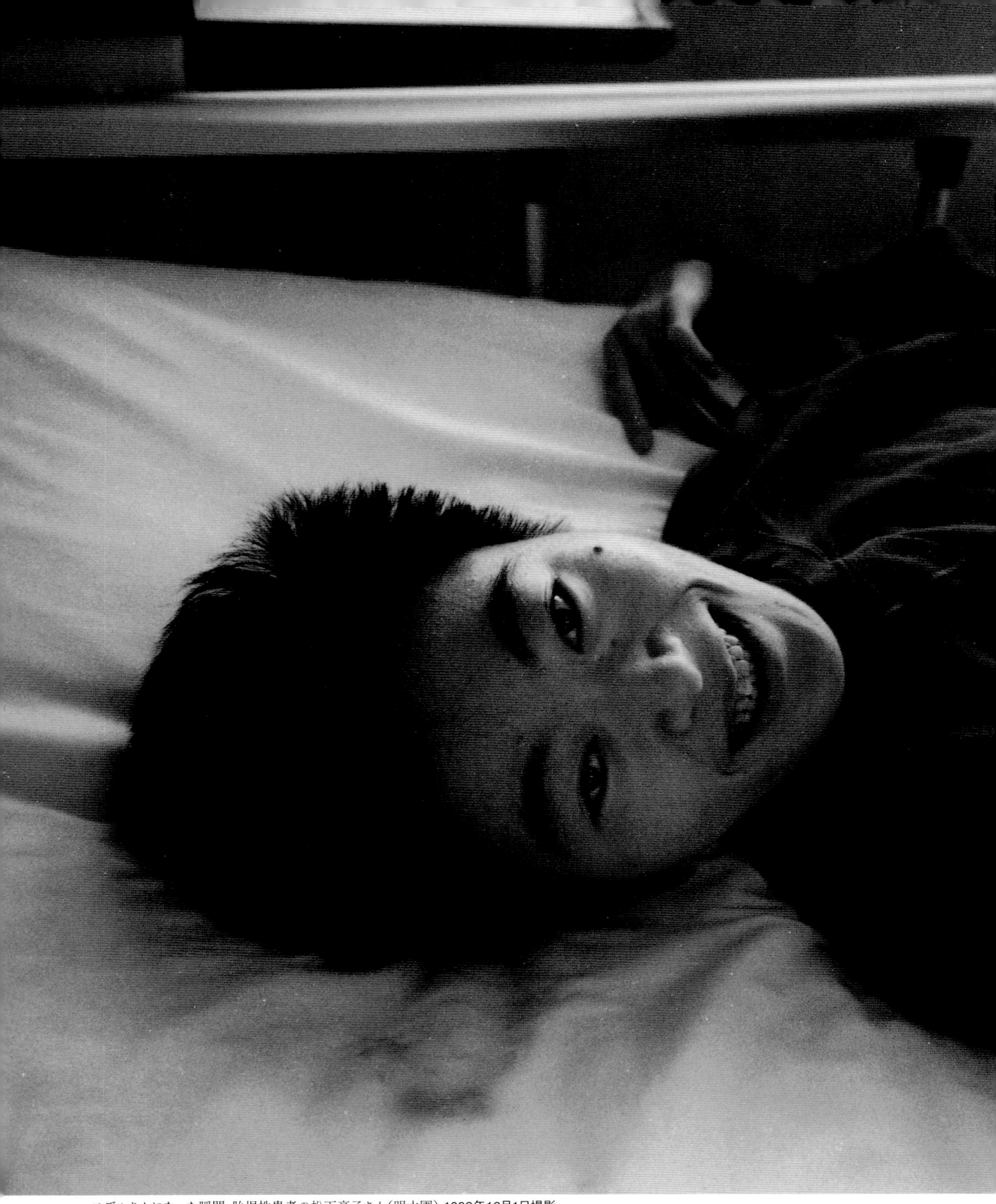

モデルさんになった瞬間。胎児性患者の松下亮子さん(明水園) 1992年12月1日撮影

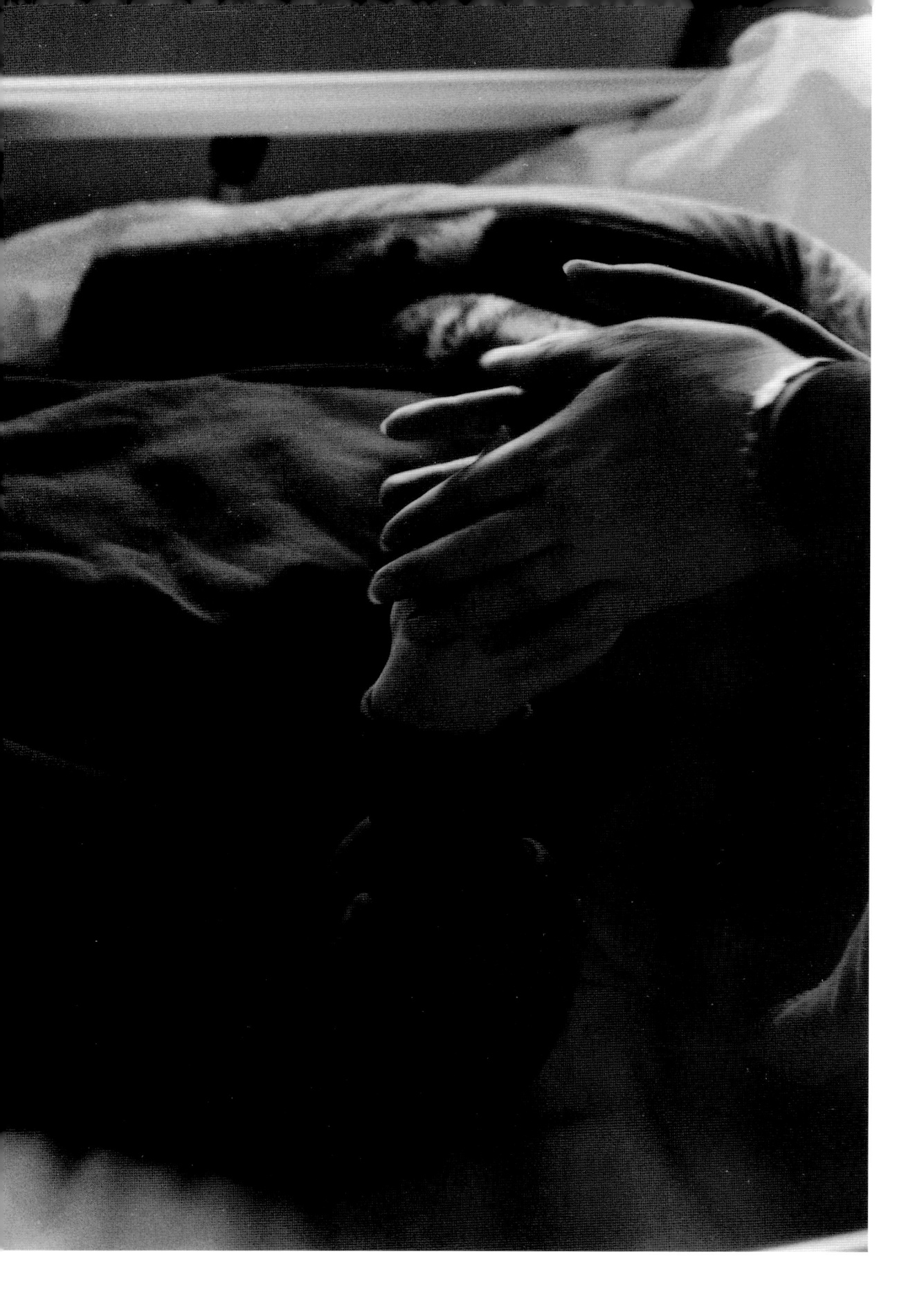

写真集「水俣を見た7人の写真家たち」

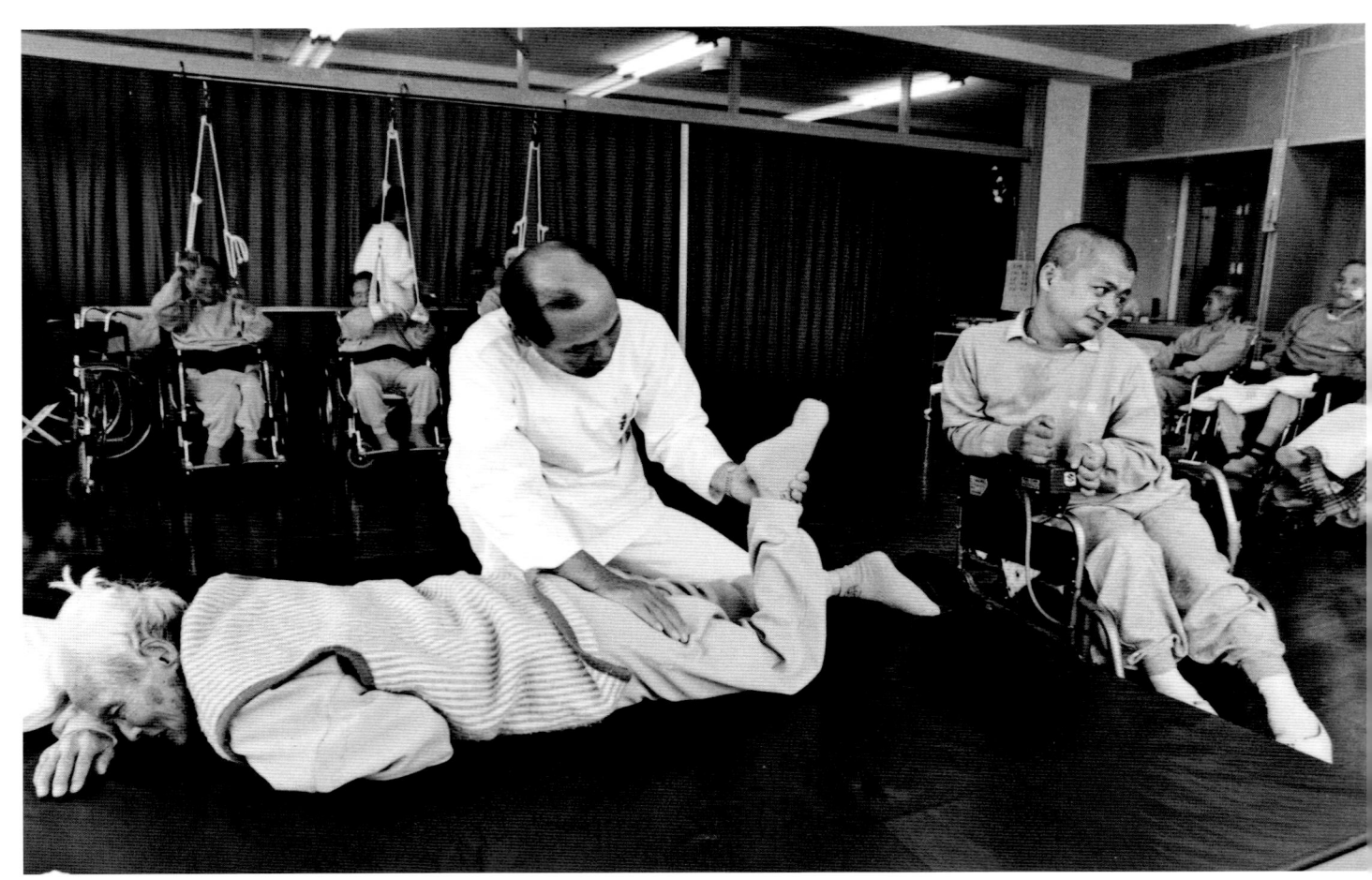

リハビリ(明水園)　1992年12月3日撮影

芥川 仁

AKUTAGAWA Jin

芥川 仁

©AKUTAGAWA Jin

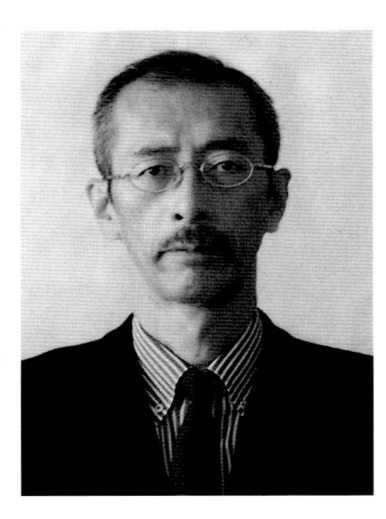

水俣・厳存する風景
1978年〜2006年

「油凪」という言葉があるほど穏やかな不知火海の岸辺で暮らす人々は、海と一体である。船縁から手を伸ばせば海面に届くほど小さな舟で一日の糧を得る漁師。波打ち際ぎりぎりまでせり出している家々。大潮の日には、磯に出てカキを打ち、ビナを拾い、海苔を採る婦人たち。不知火海の恵みなくしては一日も暮らせなかった人々の営みは、人類の歴史と同じ時間を重ねて今日も続けられている。

私が水俣を訪ねた1978年頃、水俣病事件は未認定患者の救済という新しい課題を抱えていた。急性で劇的な症状の重症患者は多くが亡くなり、胎児性患者は大人の仲間入りをする年齢に達していた。第一次訴訟の判決が出て、患者団体が(株)チッソと結んだ補償協定に基づいて支払われる補償金が、水俣病事件は終わったと世間に思わせていた。

しかし、手足のしびれや頭痛、舌のもつれや歩行困難の自覚症状を訴える不知火海沿岸で暮らす人々が、水俣病ではないかと不安になり認定申請をしても、ほとんどが保留もしくは棄却処分となった。認定申請者の数は増えるばかりだった。熊本県の資料によると、1978年の認定者数が143人なのに対して、棄却者数が296人、未処分者数は4695人にもなっている。

Profile

- 生年月日　1947年10月22日
- 出身地　愛媛県

1970年以後フリー写真家。
主な取材は、夜間中学、三里塚、伊豆大島、土呂久鉱毒事件、水俣病、バングラディシュの砒素汚染、山村の自然と人の暮らし。
1978年12月から1980年9月まで、水俣市に住んで被害者の生活や闘いを取材。
それ以後は、年に数回、水俣を訪ねて取材を続けている。

初めて水俣駅に着いた日は、雲一つなく晴れていて、青空が輝いて見えた。水俣病患者の住む町の空を、どんよりとしたイメージで描いていた私は、目の前の輝く青空に驚き、理由もなく救われる思いだった。この時、先入観を持たず、水俣で見たことを全て肯定することから始めようと心に決めた。水俣では、漁師の船に乗せてもらい、甘夏ミカンの収穫を手伝い、海辺を50ccのバイクで走り、夜は認定申請のための地区集会に参加して1年9ヵ月余を過ごした。

　私は、未認定患者が訴える頭痛や手足のしびれ、舌のもつれを写真でどう伝えたら良いのか、迷いの毎日だった。不安を抱えながら沖に出る漁師たちは、豊かで美しい不知火海に抱かれて慰められているように見えた。私は、ただ傍らにじっと居るだけだった。

　少しの時間だが、患者家族と共に過ごすことで、水俣病事件の被害は単に健康被害だけではないことに気付かされた。この世に生を受けた時に両親が望んだ未来、少年期や青年期に思い描いた夢や希望、愛する人と結ばれる期待、職業人として到達しようとする目標、日々の暮らしの中で自然と親しむ喜びなど、思い描いた輝く未来が水俣病事件に立ち塞がれて諦めなければならない人生、それらの全てが被害なのだと学んだのだった。

　そして今、豊饒の海不知火海が汚染されてから75年。胎児性の患者たちは老後の心配をしなくてはならない年齢を迎えている。最高裁判決で国と県の責任が確定してから以後、累積し続ける新たな認定申請者は5000人を超えた。彼らは自らが水俣病なのかどうかも分からないまま、不安の日々を送っているのだ。

著作

1980年	『水俣・厳存する風景』(財)水俣病センター相思社
1983年	『土呂久・小さき天にいだかれた人々』葦書房
1991年	『輝く闇』葦書房
1992年	『水俣海の樹』(共著)海鳥社ブックス
1995年	『銀鏡の宇宙』海鳥社
1995年	『夕東風』(共著)創文社
1998年	『魚湧く海（いおわくうみ）』(共著)葦書房
2001年	『リトルヘブン』葦書房
2003年	『春になりては　椎葉物語』北斗出版
2004年	『呼吸するはらっぱ』(共著)世織書房
2004年	『柿・ふるさとの心』イーブックイニシアティブジャパン

写真展

1972年	「6・3制夜間中学の顔」東京
1980年	「水俣・厳存する風景」東京
1985年	「土呂久鉱毒追想」東京
1987年	「植物の記憶」宮崎、東京
1992年	「輝く闇」福岡、新潟、宮崎
1995年	「銀鏡の宇宙」宮崎、大分
1996年	「MINAMATA」パリ
1998年	「四十六億年の囁き」宮崎、福岡
1999年	「百年海おこし・通浜物語」宮崎
1999年	「芥川写真展」ニューヨーク
2000年	「僕の散歩道」奈良
	「四十六億年の囁き」「水俣・厳存する風景」山梨
2001年	「山羊の祈り」福岡、宮崎
2002年	「UNDER A BREATH」宮崎
2003年	「春になりては　椎葉物語」宮崎
2004年	「具体な面々」大阪
2005年	「UNDER A BREATH」宮崎

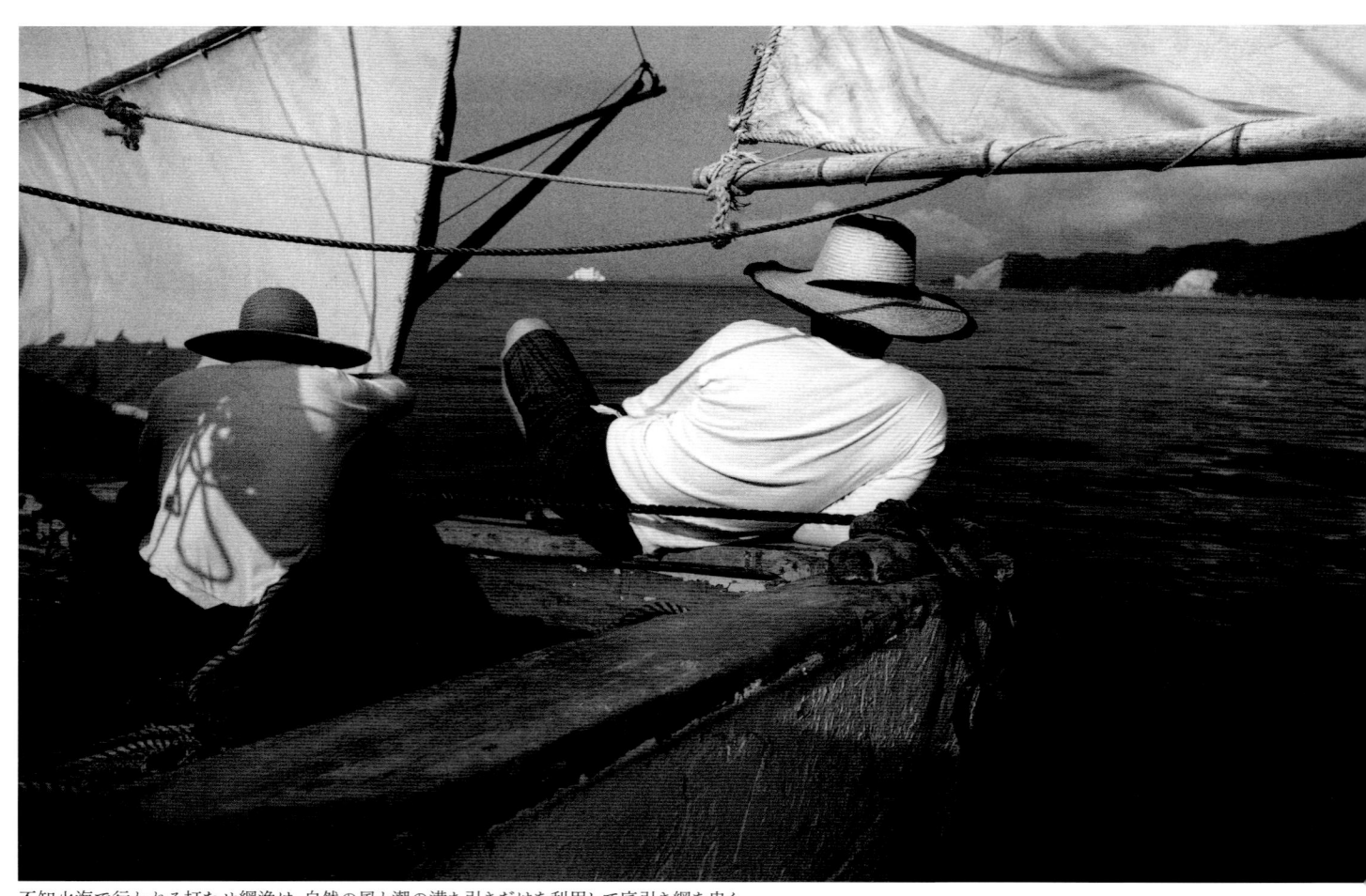

不知火海で行われる打たせ網漁は、自然の風と潮の満ち引きだけを利用して底引き網を曳く。
漁師たちが、帆を一杯に上げて風が吹くのを待ち続けている。（撮影　1979年8月3日）

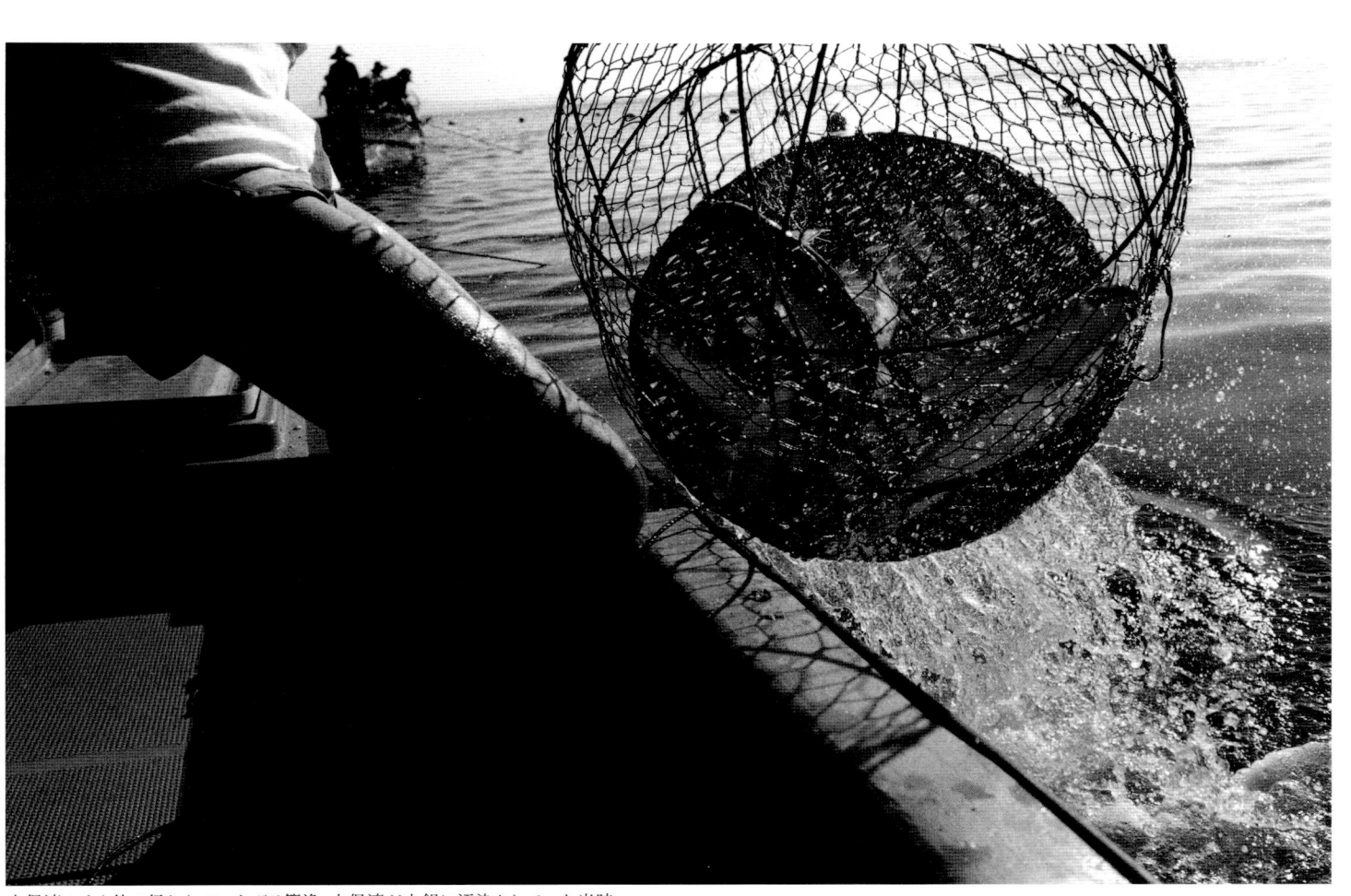

水俣湾のすぐ外で行われていたボラ篭漁。水俣湾が水銀に汚染されていた当時、
海底に居着くボラは特に水銀を多く含んでいると言われていた。(撮影　1979年9月15日)

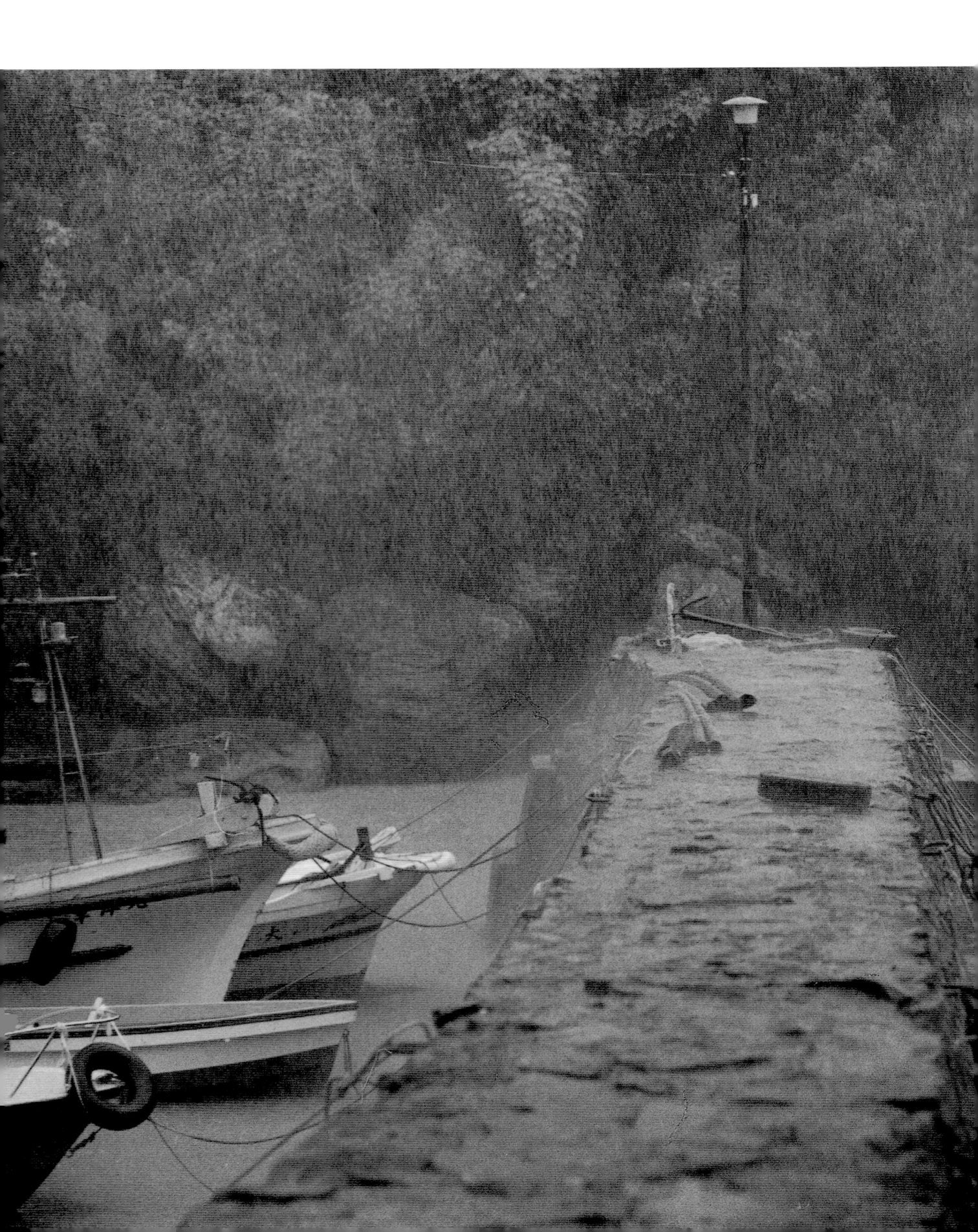

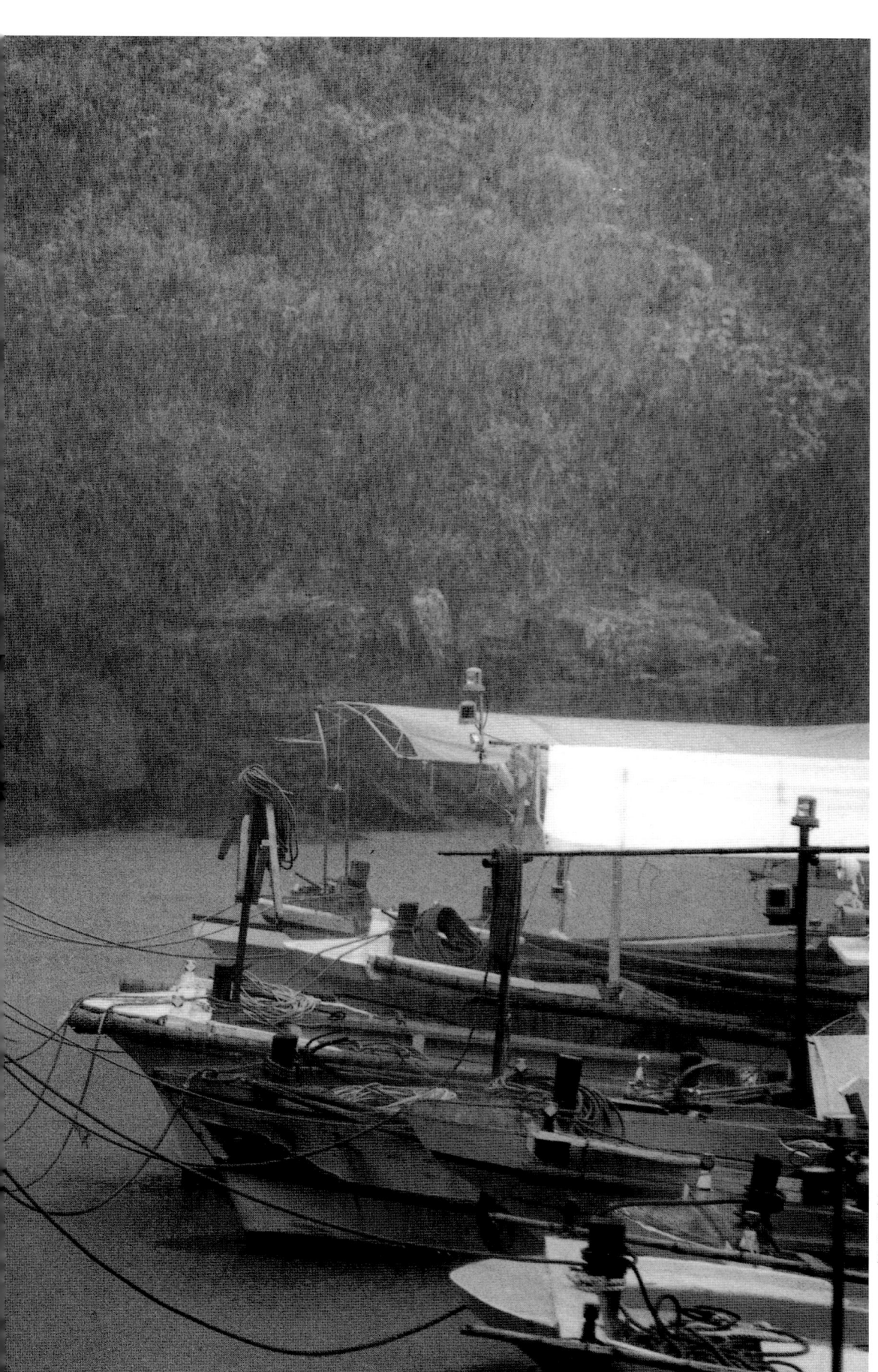

水俣湾内の坪段漁港に船を置く漁師家族に原因不明の奇病が多発したことが、水俣病事件の発端となった。
（撮影　1979年7月17日）

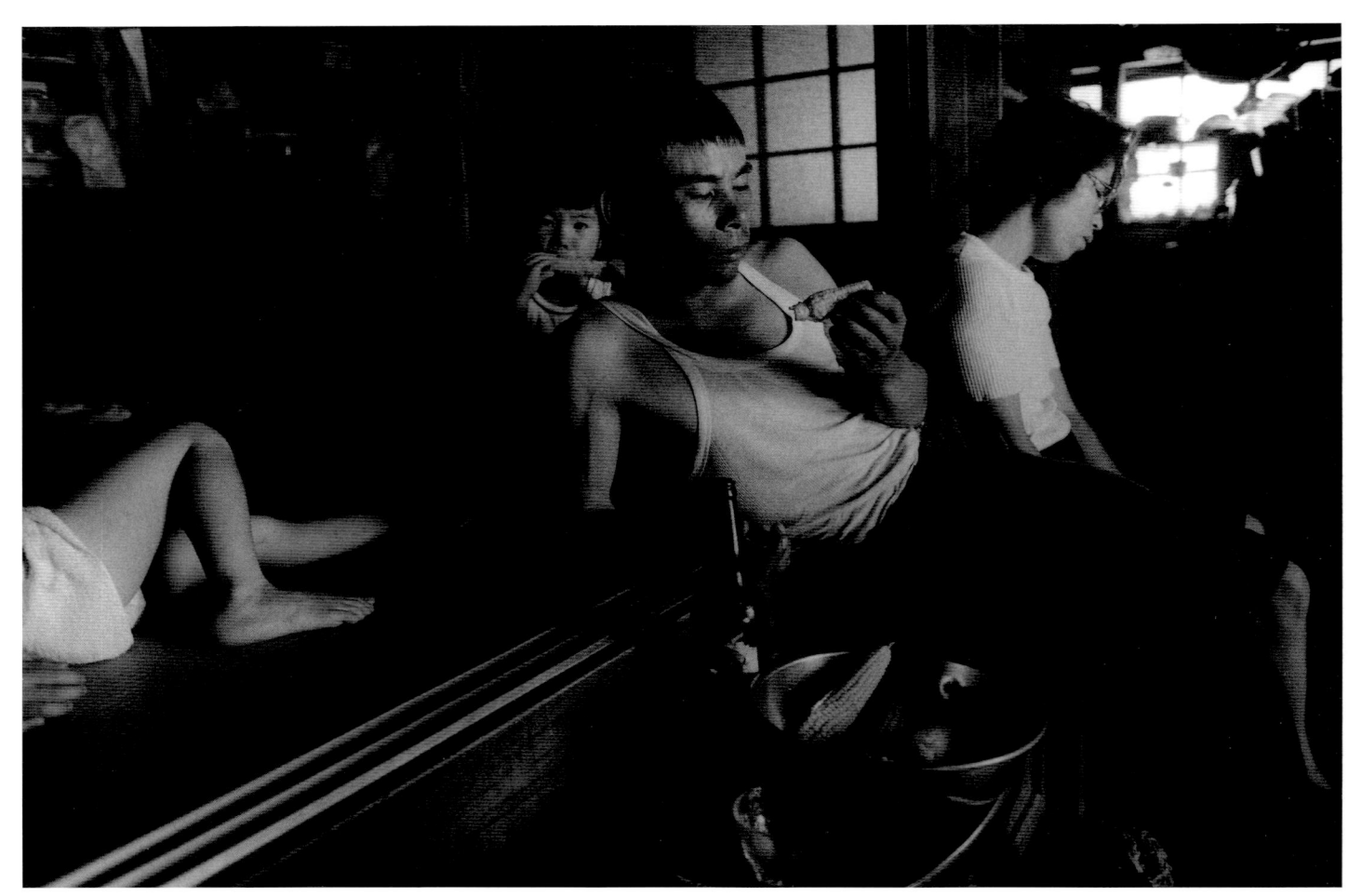

水俣市の隣に位置する津奈木町福浦地区の漁師家族。激しい症状を引き起こした漁師たちと同じ海で漁をしているが、家族は1人も水俣病と認定されていない。一日の重労働の疲れと共に、激しい症状がいつ襲うのか不安が胸をよぎる。(撮影　1979年8月5日)

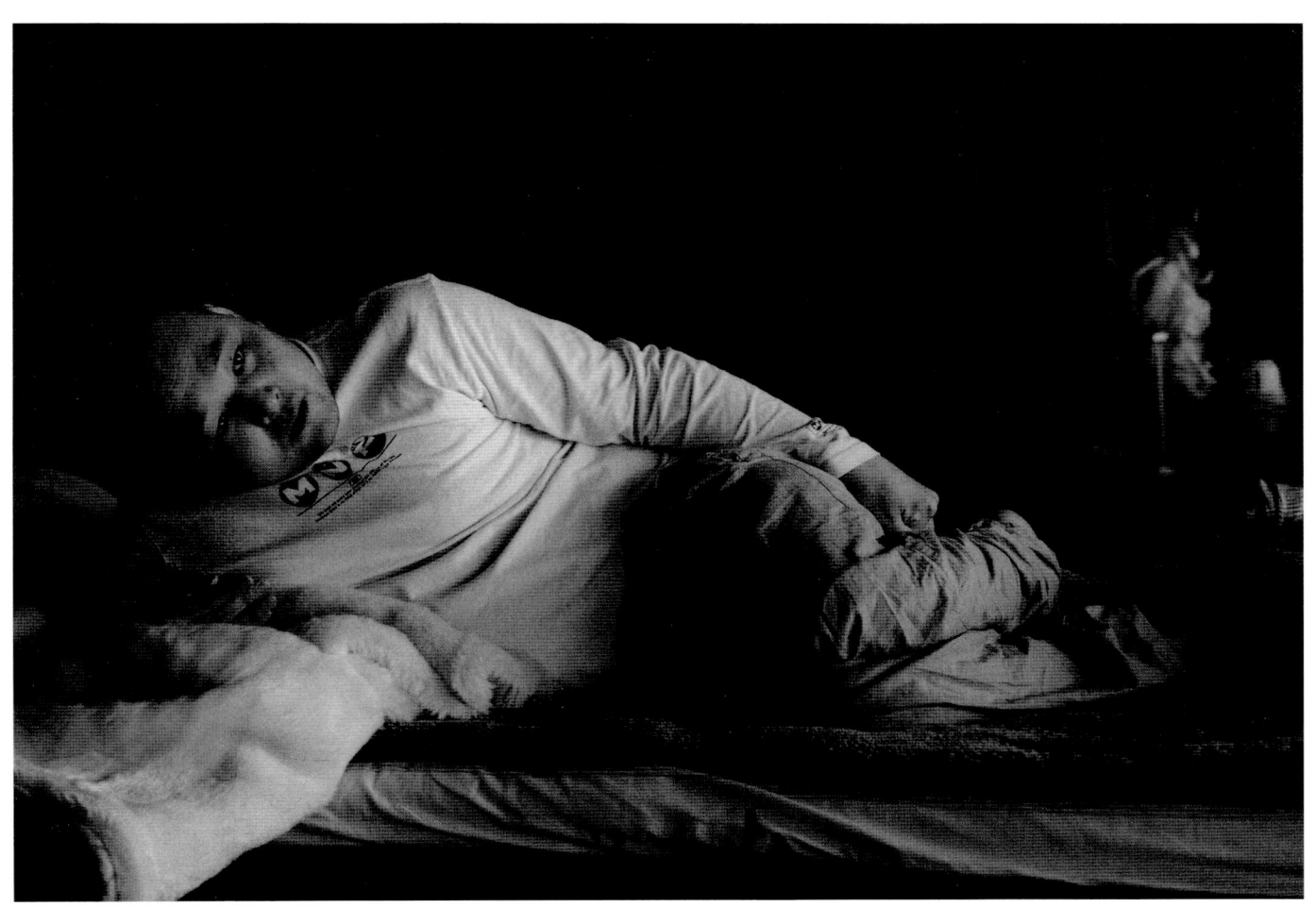

葦北郡女島で漁師の息子として生を受けた小崎達純さん（48）。生まれながらにして有機水銀の影響を受け、船に乗ることも歩くこともできない。演歌が好きで将棋を趣味とし、毎日を家の中で過ごす。高齢化と共に将来の不安は深刻になるばかりである。（撮影　2002年12月6日）

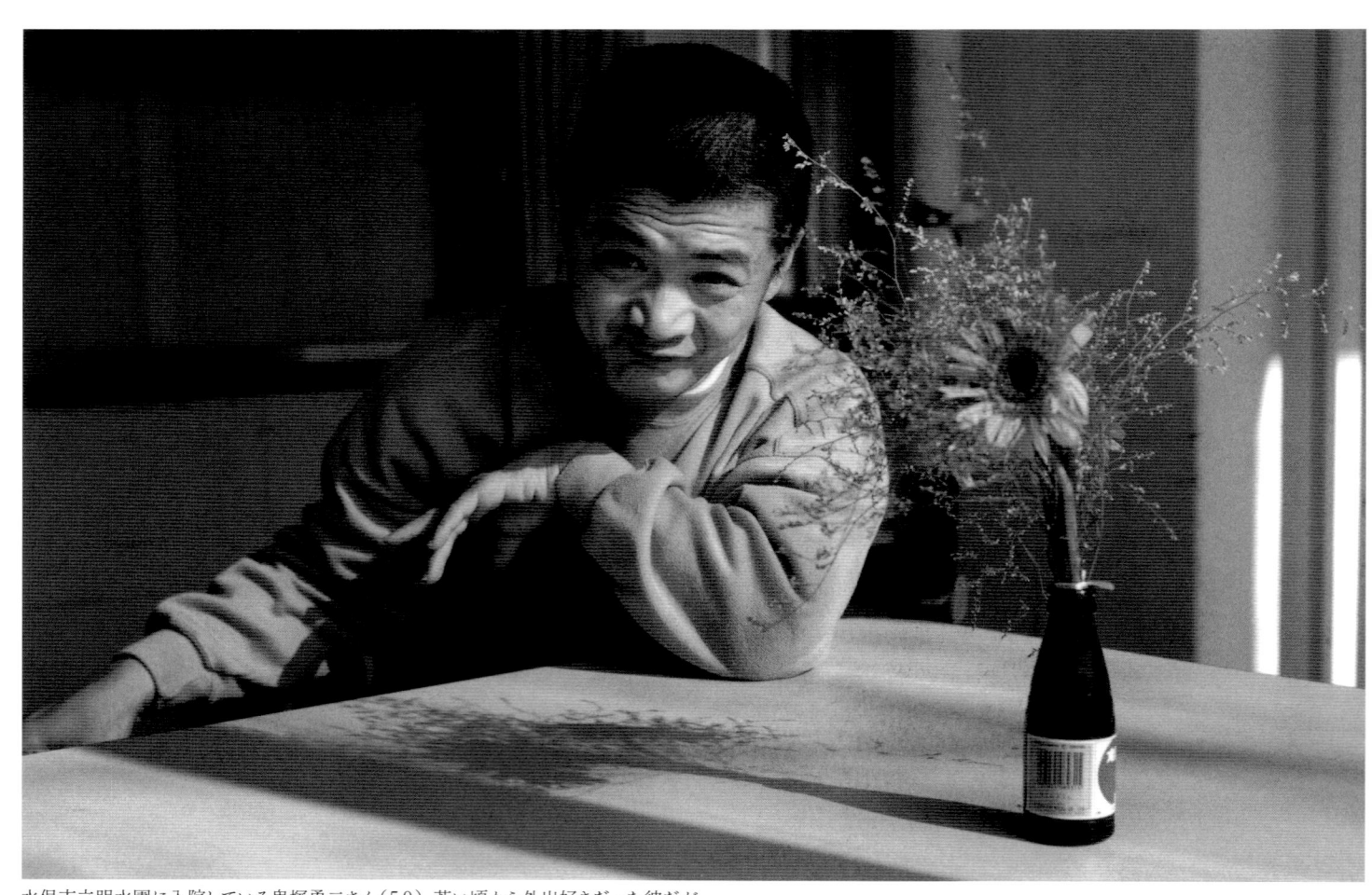

水俣市立明水園に入院している鬼塚勇二さん(50)。若い頃から外出好きだった彼だが、
年齢を重ねるごとに出歩く機会が減ったようだ。(撮影　1991年11月18日)

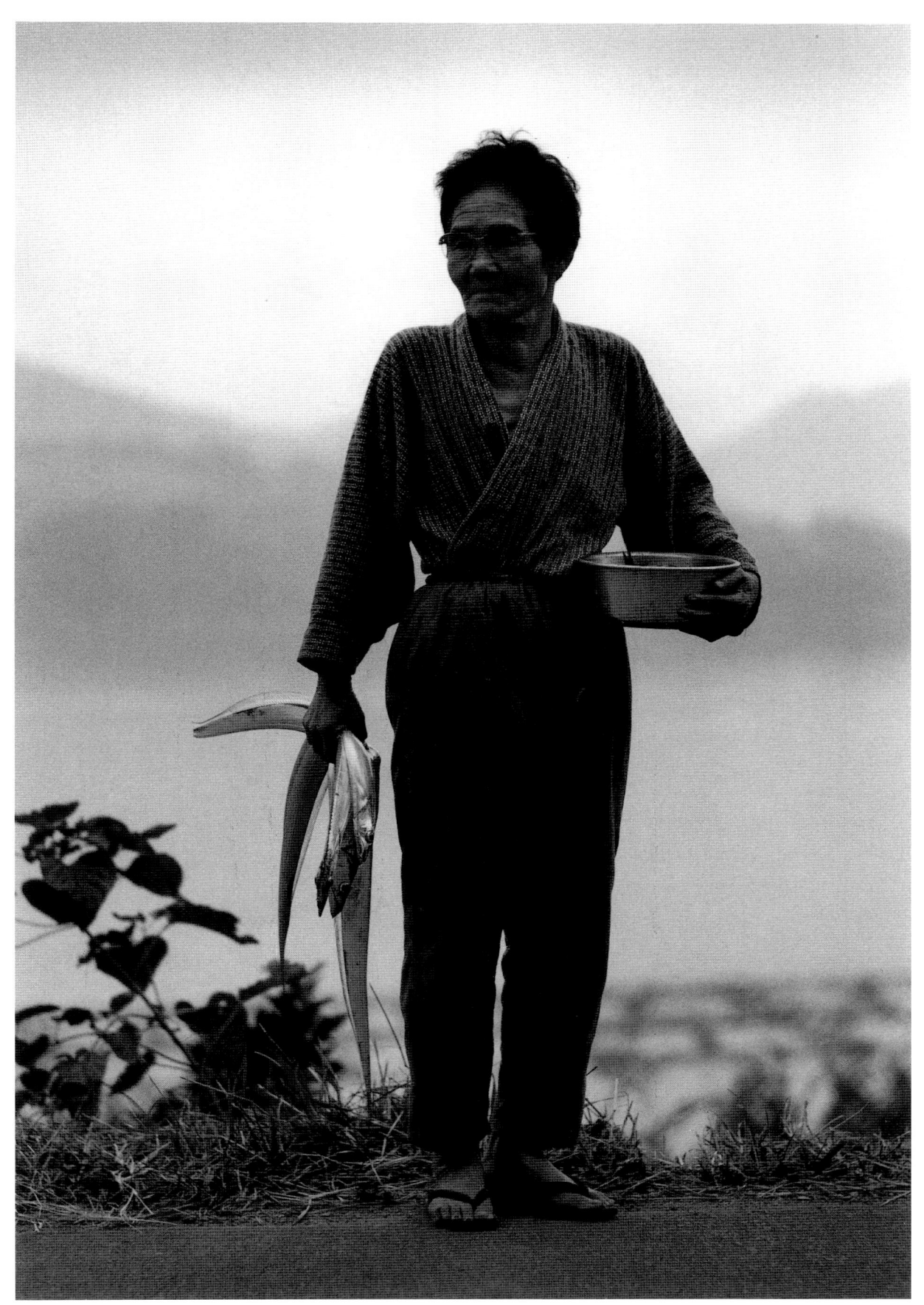

津奈木町赤崎の漁港から太刀魚をもらって帰る近所の婦人。
彼女が魚を握る手で普段から魚と密接な暮らしをしていることが伺える。
（撮影　1979年10月26日）

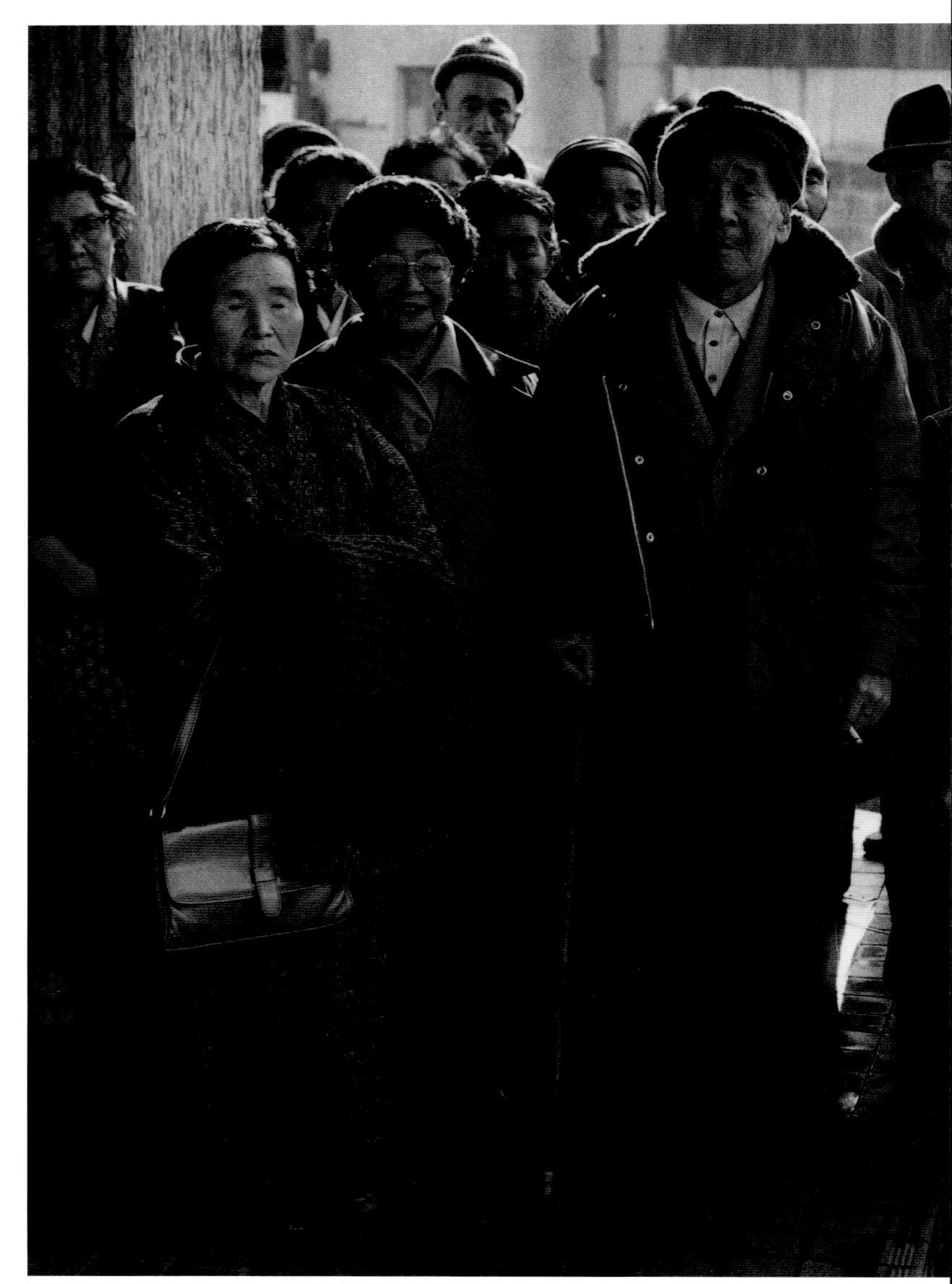

「最近の認定申請者は補償金目当てのニセ患者だ」と、環境庁(当時)で発言した杉村県
会議員へ抗議するため、彼が院長を務める熊本市内の病院前で早朝から佇む患者たち。
(撮影 1979年12月17日)

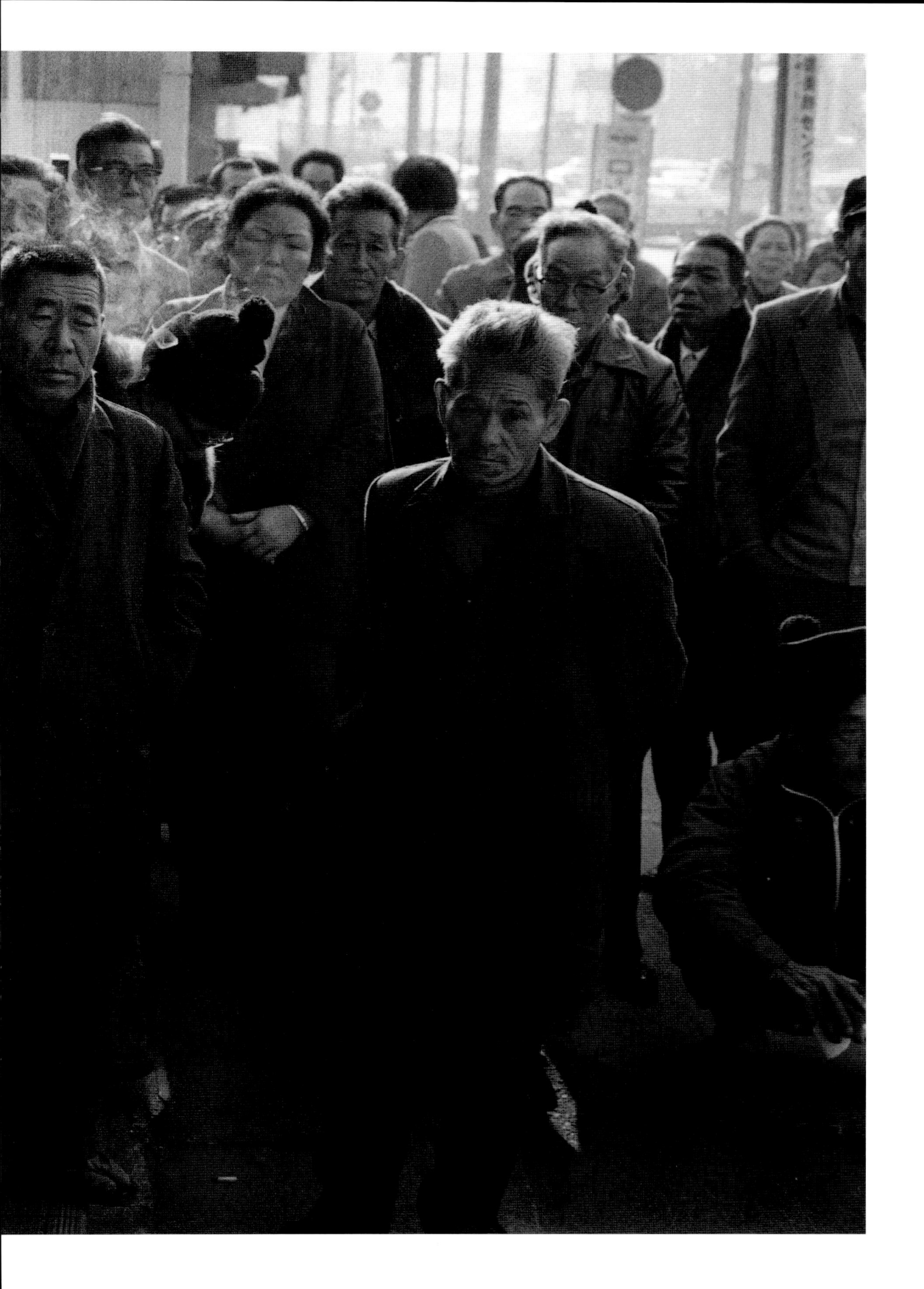

写真集「水俣を見た7人の写真家たち」

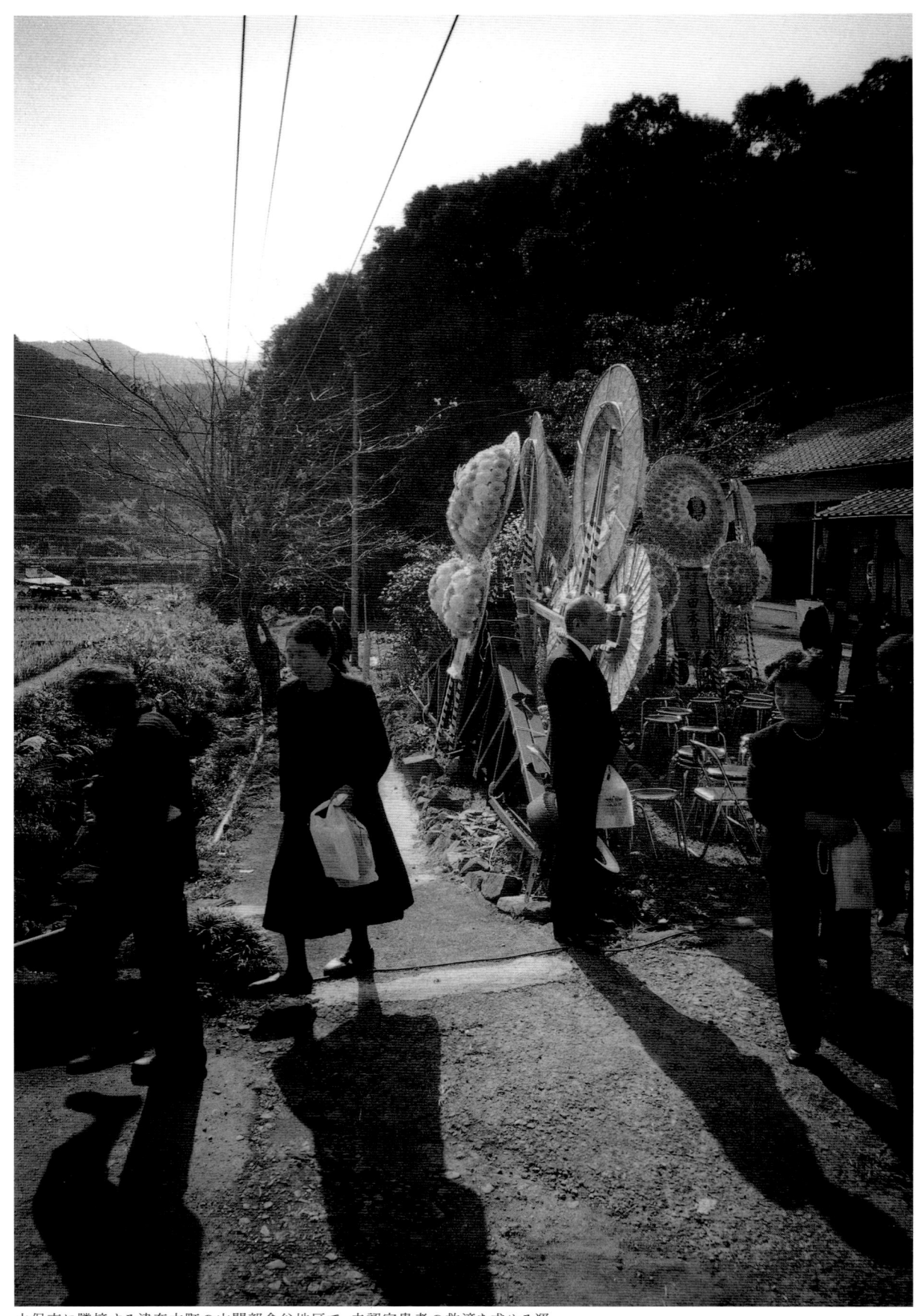

水俣市に隣接する津奈木町の山間部倉谷地区で、未認定患者の救済を求める運
動を先頭に立って行ってきた楠本直さんが、80歳で認定されないまま亡くなった。
（撮影　2001年12月5日）

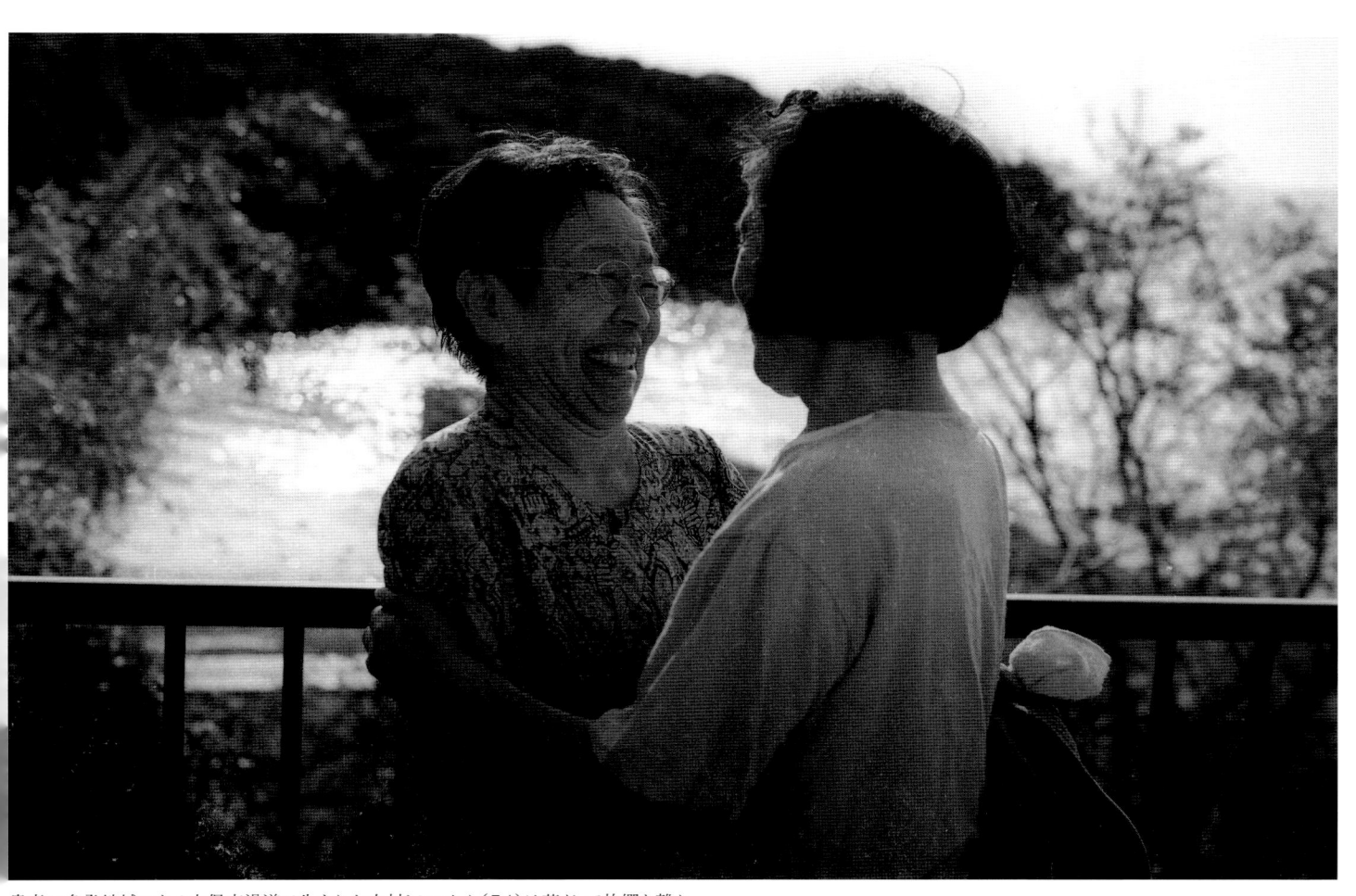

患者の多発地域である水俣市湯道で生まれた大村トミエさん（74）は若くして故郷を離れ、現在は、神奈川県川崎市で暮らしている。両親が亡くなり兄弟の居ない彼女は、30年ぶりに故郷水俣の従姉妹を訪ねて仏壇に参り、自らの差別体験を語り継ぐ茂道の患者杉本栄子さんと初めて出会い励まされた。（撮影　2004年9月19日）

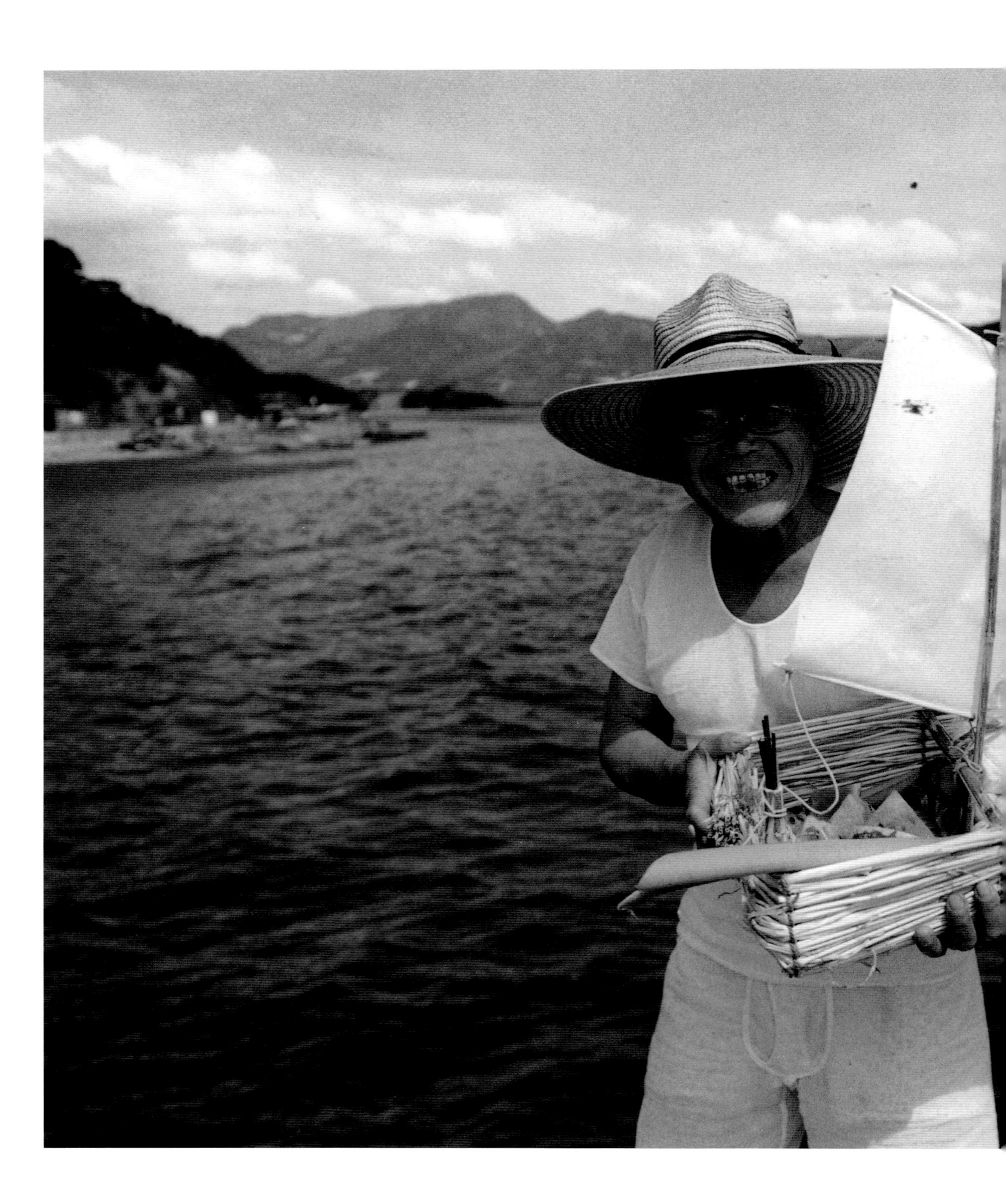

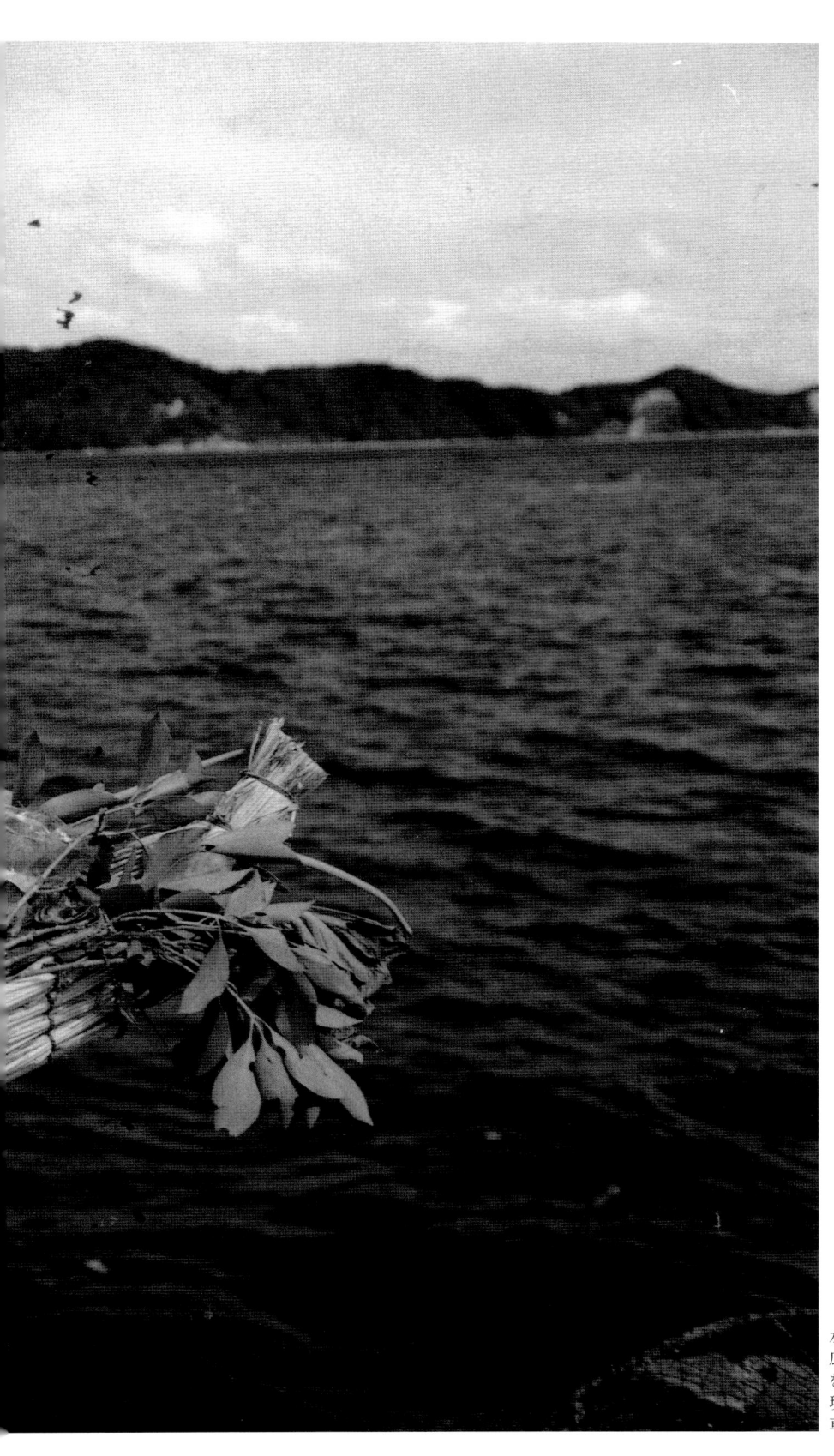

水俣と海で繋がっている天草諸島まで、水俣病の被害は広がっていると言われる。しかし、国と熊本県は被害実態を調査しようとしないため、公式確認から半世紀を過ぎた現在も、水俣病事件の被害実態は解明されないままだ。天草郡倉岳町宮田漁港で。(撮影　1979年8月16日)

写真家たちは
水俣にどんな未来を見たのか

水俣病資料館館長／吉本哲郎

水俣は近代を写す鏡である(原田正純)。

死にたいとおびえ、かあちゃん、もう泣くなと子どもに励まされた受難者がいる。
公害受難にあい、病魔に犯され、苦痛と業苦の中、亡くなっていった人たち、生き残った者も嫌がらせ、いじめ、中傷、偏見、差別の中で生き抜いてきた。命のつながりと人の絆をなくし、自然を破壊した産業文明のつけが水俣で一気に噴出したのである。人間の罪深さ、命の記憶の喪失が露出した。
「おら、人間ぞ!」と叫ぶ人がいる。補償やお金だけでは救われない、命の物語を紡げ、浮かばれぬ魂たちに祈りをささげよ、それが私たちの定めだと。しかし届かぬ思いに身悶えする人たち。

水俣病事件は20世紀世界最大の公害事件である。公式に水俣病患者が確認された1956年から50年を超えた今もなお底知れぬ広がりをもっている。2004年の、国と県に一定の責任を認めた最高裁の判決以降、5000人を超える人たちが新たに認定申請し、また裁判に訴えて救済を求めている。
「水俣病は50年たっても原因究明も救済法も予防措置も確立できていない(石牟礼道子)」のである。
水俣病公式確認50年を迎えた2006年、終わらない水俣病、水俣病事件が問い掛けることなどにみんなは取り組んだ。大事なことがある。次の50年の始まりである2007年に、私たちはどのような一歩をしるすのかである。
「命のにぎわいのあった水俣。水俣には、生かされている人

間の希望がある」と言う石牟礼道子がいる。「じゃなか世にしよい(今とは違う世にしよう)」といった浜元二徳がいる。「チッソの人たちも助かりますように」と祈る本願の会の受難者たちがいる。川本輝夫は、「水俣を世界遺産に」と語った。認定申請を取り下げた緒方正人は、「私たちも加害者だった、チッソは私であった。負の遺産から富の遺産へ、自然界とも契約し、自然界と深い縁に結ばれた生国・水俣自治区へ」と胸の内を伝えてくる。

「人は絶望だけでは生きていけない。水俣はそのことを教えてくれた」と土本典昭さんは語ってくれた。私は、ああそうだったのかと思った。人は絶望の淵に立たされたとき、なぜなのかと深く思いを巡らせていく。みんなで取り組んだもやい直しと環境都市水俣づくりは水俣に生きる希望をつくってきたのだと。人は未来に生きる希望を描いて今に行動する。受難の大地水俣を見た写真家たちは水俣に来て何を見たのだろう。どんな未来を見たのだろう。どんな思いを持ったのだろう、さらに写真家たちは見てしまった水俣から、どんなふうに変わっていったのだろう。これからのために知りたいものだ。そう思う。

水俣病の発生した水俣に強く生きてきた受難者たちがいる。写真で記録し、記憶を永く伝えてきた写真家たちがいる。1960年から今日に至るまで、時々の一瞬をとどめた渾身の写真たちがある。そこには生命の光の輝きがある。

私は思う。水俣を見た人の撮った写真たちを、私たちの新たな希望づくりにしていきたいと。

　　　　　人は　ボールを前に投げるために　後ろにいったんふりかぶる
　　　　　　　　人は　高く上に跳ぶために　下に一度かがむ
　　　　　　　　　　前や上を未来　後ろや下を過去だとすれば
　　　　　人は　未来のために過去を振り返る　ここに生きる希望をつくるために
　水俣は　起きたことを明らかにしながら　犠牲を無駄にしない社会づくりに役立て
　　　　　受難者たちと共に　受難の大地水俣の未来に生きる希望をつくる

少しばかりの想像力について
――写真集「水俣を見た写真家たち」に寄せて

ジャーナリスト／西村幹夫

「人生で一番大切なことは、愛、それから、少しばかりの想像力なんだよ」――うろ覚えだが、たしかチャップリンは、映画「ライムライト」のラストで、そのようにつぶやいた。

今回の「水俣を見た写真家たち」の試みでは、自分の作品を選んだ写真家たちも、それを見る人も「少しばかりの想像力」が問われることだろう。

たとえば、駅のホームにたたずむ一人の女性の写真は、一見何ということもないスナップである。写真家が重んじる表現力とかいうものから見れば、写真集に載せる気にならなかったものか、撮影者も忘れていたもの、と想像される。だが、それは1960年の撮影で、水俣駅での姿である。それを知って、少しばかりの想像力をわかせてみよう。思えば、多分、このようにして、水俣病の漁村を脱出した人たちが、どれほどいたことだろう。その人たちの人生は、多分……。

私はその撮影者と友人になり、私たちの少しばかりの想像力を補うため、このときの他のフィルムのベタ焼きも、あらためて見せてもらった。この女性は、多分新たな希望を胸に、夫となる遠い地の人のところへ旅立つところなのだ。家族が総出で女性の荷物をまとめたとき、荷札の宛て先がたまたま写ったフィルムで、そのように想像できた。写真は正直な事実の記録である。たった1枚の中にもよく見れば「アレ、ほんなこつ」といったものまで写っている。漁で生きてきた実家はこの時点ですでに水俣病診定患者が3人、縁のあった家にも後に胎児性水俣病と診定される子供がいて、この女性もずっと後の時点で認定となる。そこで、もう一度、駅頭の女性の表情を見直す。この顔はどんな思いがよぎった瞬間なのだろうか。

今回の写真は、そのようにしてそれぞれの撮影者が、おそら

くは計10万コマを超えるであろうフィルムから選んだ。求められたのは、多分、表現力でも、芸術性でも、文学性でもなく、ついでにいわせてもらえば、知性でも、学問でも、哲学などでもなく、少しばかりの想像力なのであろう。

「水俣病を見た」とタイトルに出している。本当は、これはあまり正直ではない、と私は思う。ちょっと傲慢でもあろう。「お前に水俣病の何が分かるか。何を見たというのか」と地元の人たちにしかられそうでもある。桑原史成さんが冒頭に書いたように、見たのは「途方もない事件の断片」に過ぎない。個々の写真家が水俣に来た時期も、写真家の世代も半世紀にわたる。見たってわからないことばかりであろう。しかし、それでも、見れば少しばかりの想像はできる。いや、まず見て、そして、少しばかりの想像力こそ働かせてほしい。そしてこれらの写真から、これからの未来に何が見えてくるのか、あるいは見えないのか。「見た」というのは、そういう意味だと私は思っている。

「最大のニュースは戦争」とマスコミにいた私は教えられてきた。1990年代のある日、「水俣病の記事1本出すよ」と私は東京本社で出稿予告を出した。若いデスクが瞬時にいった言葉はこうだった。「エーと、水俣病って、死者何人でしたっけ？」

少しばかりの想像力でいえば、原稿の生殺与奪の権限をにぎっているそのデスクの頭は、戦争とか地震とかの死者数に比べて、水俣病のニュース価値は、と瞬時に思い、どっちの記事を先に読み、それからこうしてああ読んで、と忙しい。それでなければ、日々殺到するニュースをさばけないのだった。

確かに、戦争は最も怖い。人類はじまって以来、やっている。

では長い人類史の中で、ともかくもしばしの平和と勤勉とがあったよき日、昔からとって食べていた魚が、気がつけば毒魚、病気になった本人もわけも分からないうちに、住民ぐるみで破局となる。このような事件は20世紀に人類が初めて体験した怖さであろう。ありきたりの医学や行政や近代制度のもろもろが、ひとことでいえば受難者たちを黙殺し続けたに等しい経過となって50年、事件は21世紀にもなお継続中である。平和もまた怖いのだということだ、と私はあらためて思う。

そんな事件を少しばかり想像するためにも、私はこの事件でいつ何があったかのメモをつくっている。そして、今回の写真家たちの試みのために、写真集につける年表を求められた。できたのが122〜125ページのものだった。あまりにも桁外れの経過となった事件なので、私の作業もまだまだ続くだろうし、狭いスペースに何を入れるかも一筋なわではいかない。

その年表の中に、今回の写真家たちが、いつ水俣にかかわったかを全部入れてみた。そしてあらためてわかったことは、桑原史成写真集を見て水俣へ来たユージン・スミスを除き、他の全員が無名の青年、学生、カメラマン、セミプロの人だったのであり、有名なユージンですら最も収入に困っていたときだったことだ。

少しばかりの想像力でいえば、自分の大切なカメラを質に入れても、水俣へ足を向けたような人たちであった。冗談いうなよ、カメラを質に入れて、どうやって写真を撮ったんだ、といいたい人には、いま少しの想像力を求めたい。友だちにカメラを借りて、ともかくも水俣へ行く。そして、あまりいい顔をしないジャーナリズムに水俣を売り込んで、何がしかの原稿料を得て、カメラを質屋から取り戻して、といったことの連続だったのであろう。

この写真記録を、百年後千年後の人たちにも残したいと思う。

2007年4月

熊本水俣病事件の略年表　西村幹夫
（写真集「水俣を見た写真家たち」のためにジャーナリスト西村幹夫作成　敬称略）

1909年　　8月20日（明42）　日本窒素肥料設立：水俣村に日本最大のカーバイド工場（朝鮮の工場に諸事業を拡大，45年敗戦で水俣工場へ引き揚げる．50年に新日本窒素肥料，65年にチッソと社名変更）

1932年　　5月7日　水銀汚染始まる：工場アセトアルデヒド設備稼働，水銀廃液を無処理で百間港へ

1941年　　11月　最も早期の胎児性患者が出生か：水俣町袋湯堂に出生の女児が胎児性の疑い（73年熊大医学部第2次水俣病研究班の報告書に記述される）

1950年　　初夏　海と生物に広範な異変：水俣市袋茂道，袋湯堂などで魚が浮き，ネコが狂い，カラスや水鳥がおちる（以後毎年のように異変を目撃，と後の各種文献に記述される）

1953年　　12月　劇症奇病患者が続発：漁民とその家族に精神症状，失明，運動マヒから廃人となり死者や重症者（アル中，精神病，神経炎などと誤診され，発病を隠し集落に潜む患者多数？）

1955年　　1月～　乳児に脳性マヒ様の奇病続発：漁民地区で相次ぎ出生（62年に胎児性水俣病と診定）

1956年　　5月1日（昭31）　水俣奇病（後の水俣病）の公式発見：新日窒水俣付属病院の医師が「脳症状を呈する奇病が発生，その4人（田中しず子，実子ら）が入院」と届け出
　　　　　5月28日　水俣市が奇病対策委を設置：同委に参加した水俣市医師会が過去の誤診を見直す（以後7月27日奇病患者を隔離し，患者の家や井戸水を消毒，8月24日熊大医学部に水俣奇病研究班を設置，11月3日同研究班が非公開で中間報告，同27日国立公衆衛生院が現地視察調査，などを経て，奇病対策委が年末までに患者52人を診定．隠れた患者も多数？）

1957年　　1月17日　「汚悪水の流出，直ちに中止を」：水俣市漁協が決議により水俣工場に要望書
　　　　　3月4日　自主的漁獲禁止の勧告：熊本県が水俣奇病対策連絡会で方針決定
　　　　　3月22日　ネコ飼育試験で発病：熊大研究班員の依頼で水俣の漁家が熊本市のネコを飼育，全例が奇病を発病（4月4日に水俣保健所でも水俣の魚を食べさせたネコが高率に発病）
　　　　　8月1日　水俣奇病罹災者互助会結成：会長渡辺栄蔵，後に水俣病患者家庭互助会と改称
　　　　　9月11日　「食品衛生法を適用できない」：熊本県の問い合わせに厚生省が文書で回答

1958年　　8月4日　奇病の恐怖が再現：袋湾のカニを食べ中学生が発病（この年新たな患者4人診定）
　　　　　9月　排水の出口を密かに変更：新日窒水俣工場がアセトアルデヒド工程の水銀廃水の排出を百間港から水俣川河口へ（59年春から河口や津奈木町方面の漁民に新たな劇症患者）

1959年　　7月14日　「水銀に注目」：熊大水俣病研究班が魚介類の汚染毒物について厚生省に報告（病理教授武内忠男らは有機水銀と主張，8～10月水俣工場が数度にわたり反論）
　　　　　7月21日　細川実験：新日窒付属病院の元院長細川一が問題の水銀廃液をネコに直接与える実験を独自に開始（10月6日ネコ400号発病，60年夏に実験再開，工場内研究班で発病再現実験を経て62年2月までに原因物質をメチル水銀基と確認した，と後に判明）
　　　　　11月2日　工場へ突入：不知火海36漁協漁民が排水停止と補償を求め，事務機器を壊し投石
　　　　　12月30日　見舞金契約：患者家族初の工場前座り込み（11月25日）で患者1人一律300万円の補償要求を工場が拒否，熊本県の調停で発病から死亡までの年数×10万円＋葬祭料30万円などで調印（将来水俣病が工場排水に起因と決定しても補償の要求は一切しないとの条項も）

1960年　　3月30日　単独で調査：東大化学工学大学院生の宇井純が水俣工場を訪問，事件解明を決意
　　　　　7月14日　写真家を目指す青年桑原史成が水俣へ：患者専用病棟などで撮影開始，後に胎児性と診定される未認定の乳児と母など多数撮影（その後桑原は東京で宇井純と知り合い以後協力）

1962年　　4月27日　新日窒水俣工場で安定賃金闘争：9カ月の長期闘争へ，スト権放棄を求める会社側に労組が分裂（68年以降，会社に差別された第1労組員有志が患者支援運動へ参加）
　　　　　8月11日　桑原史成が極秘データを接写：東大土木工学科衛生工学大学院生宇井純と無名の写真家桑原が新日窒付属病院で医師小嶋照和に取材，社内研究班の水俣病原因物質追試実験報告書「精溜塔廃液について」のデータの一部などを接写（この

熊本水俣病事件の略年表

後に宇井と桑原が愛媛県大洲市に元水俣工場付属病院長の細川一を訪問, ネコ400号実験データと経緯を記した細川ノートを知る. 桑原の接写データを解読した宇井が真相をつかみ, 後に膨大な調査記録をまとめる)
9月15日　初の水俣病写真個展：桑原史成「水俣病——工場廃液と沿岸漁民」東京有楽町の富士フォトサロンで105点を展示, 富士写真フィルム宣伝課長石井彰が化学業界から個展中止の圧力を受けたが10日間開場(63年日本写真批評家協会新人賞)
11月29日　胎児性水俣病を認める：水俣病患者診査会が7時間の議論の末16人診定

1964年　　　11月　報道写真家桑原史成の作品に触発され記録映画作家土本典昭が水俣へ：日本テレビの番組「水俣の子は生きている」のためロケハン開始(以後約30年間, 水俣病事件の映画を連作)

1965年　　　3月10日　初の水俣病写真集：写真家桑原史成が『水俣病』三一書房を出版. 未認定患者の存在やマスコミ報道の欠落を批判する文章のほか巻末で宇井純が無署名で工場の秘密実験を解説(以後『写真記録水俣病1960—1970』朝日新聞社70, 11, 25ほか多数の水俣病写真集を出版)
6月12日　第2の水俣病：新潟大学教授椿忠雄らが水俣病に似た有機水銀中毒と記者発表

1967年　　　夏　法政大学生の塩田武史(後の写真家)が水俣へ：袋湯堂の田中敏昌宅を訪問(68年夏田中敏昌, 淵上一二枝を再訪し撮影, 69年秋に法政大の学園祭カメラ部でパネル展示. 70年4月水俣へ移住後15年間アルバイトをしながら患者とその周辺を撮影, 71年6月東京銀座のニコンサロン個展を経て『写真報告水俣'68—'72深き淵より』西日本新聞社, 73, 3, 1を出版)

1968年　　　1月12日　水俣病(対策)市民会議発足：新潟水俣病訴訟原告患者らの水俣訪問で, 同会議会長の日吉フミコ, 事務局長の松本勉らが熊本訴訟に向けて広範な患者支援運動開始
9月26日　水俣, 新潟の水俣病を公害病に認定と政府発表：チッソ社長が患者宅でお詫びへ

1969年　　　1月28日　石牟礼道子『苦海浄土——わが水俣病』講談社を出版：患者支援運動に影響を与える

4月5日　患者家庭互助会分裂：厚生省に患者補償処理を白紙委任の一任派(後に64世帯)と自主交渉継続派(6月14日熊本訴訟提訴の時点で訴訟派29世帯)が以後別行動に

1970年　　　5月25日　厚生省水俣病補償処理委が仲裁案：低額補償に抗議する宇井純, 土本典昭ら13人が厚生省に突入, 逮捕(27日に仲裁確定, 一任派へ死者一時金170〜400万円, 生存者同80〜200万円, 患者年金17〜38万円など. 当初の要求は死者1300万円, 年金60万円)
無名のカメラマン宮本成美が抗議行動など撮影(以後, 川本輝夫らのチッソ東京本社自主交渉, 判決後のチッソ東京本社交渉, 砂田明の一人芝居などを追い, 96年9月水俣・東京展で会場テントの外で独自に写真256点を自費で展示)
8月18日　行政不服審査請求：川本輝夫ら認定棄却の患者が市民会議の協力で厚生省に申立て(71年8月環境庁が県の認定棄却を取り消す. 73年3月の熊本判決を経て以降数千人規模の認定申請, 認定棄却をめぐる患者運動と行政を批判する各種訴訟が相次ぐ)

1971年　　　6月　熊大2次水俣病研究班発足：熊本県からの委託で水俣, 御所浦, 有明町の比較検診など
9月7日　米国の写真家ユージン＆アイリーン・スミスが水俣へ：桑原史成の写真集に触発され月浦の死亡患者溝口トヨ子方に借家し撮影開始(74年11月まで滞在. 75年5月MINAMATA—The story of the poisoning of a city, and of the people who choose to carry the burden of courage, Holt, Rinehart and Winston Inc.. N.Y.を出版, 後に相思社が日本各地でスミス展)
9月29日　新潟訴訟で原告勝訴確定：公害被害者が加害企業に日本初の賠償請求権獲得(原告は賠償金上積みを法廷外で直接交渉, 昭和電工は73年6月原告の要求を丸飲みで補償協定)
12月8日　チッソ東京本社座り込み自主交渉：川本輝夫ら患者と家族の行動に支援者多数

1972年　　　6月5日　水俣病患者が初の海外行動：国連人間環境会議に坂本しのぶ, 浜元二徳らが参加

1973年　　　3月20日　熊本訴訟で原告勝訴：死者最高1800万円

の慰謝料,見舞金契約は公序良俗に反し無効.チッソは判決前に控訴権放棄,判決後原告らがチッソ東京本社交渉を開始

5月22日　「第3の水俣病」:熊大2次研究班報告書の総括文に「第3の水俣病」の言葉がありその報道で不知火,有明海の魚が市場取引を停止されるなど全国的な水銀パニックへ

7月9日　補償協定:医療費,年金など熊本判決に上積みの調印,以後の認定患者にも適用

7月10日　写真集『不知火海──水俣・終わりなきたたかい』創樹社を出版:印税は水俣病センター相思社建設カンパへ.写真はユージン・スミス,塩田武史,宮本成美ほか

1974年　4月7日　水俣病センター相思社:全国からの寄金で水俣市袋に落成,以後患者運動支援

夏　無名の青年写真家小柴一良が水俣へ:大阪から移住,漁船の免許を取得し,調停派漁家前田則義宅に77年まで出入りし,仕切網の管理と湾内汚染魚捕獲に従事しながら,若衆宿や未認定患者らを撮影(写真は未公表だったが,2007年4月水俣病資料館での7人展に参加)

8月25日　「生ける人形」命つきる:小児性患者松永久美子が死亡.失外套症候群(apallial syndrome)無動無言(akinetic mutism)で18年間の23歳,死者100人目(生前の映像を桑原史成,塩田武史が撮影)

1975年　8月7日　「補償金目当てのニセ患者」:熊本県議2人が環境庁陳情の席で発言,問題となる

1977年　6月14日　公訴権乱用:チッソ社員への傷害罪で起訴の川本輝夫被告に東京高裁(寺尾正二裁判長)が「国家もまた加害者」「訴追は偏頗,不公平」と公訴棄却(80年12月最高裁で無罪確定)

7月1日　水俣病認定の新判断条件:水俣病認定検討会(椿忠雄座長)の見解により環境庁が県に通知.以後「患者認定を狭める切り捨て策」と患者支援運動側から批判が続く

12月5日　「宝の子」を失う:成人祝を桑原が撮影した在宅胎児性患者上村智子が21歳で急逝(生前の映像を桑原史成,塩田武史,ユージン&アイリーン・スミスが撮影)

1978年　**12月6日　無名の写真家芥川仁が水俣へ:相思社の呼びかけに応じ,伊豆大島から移住.未認定患者とその家族ら受難者たちの素顔を中心に撮影(肖像に深い表情をとらえた米国の写真家リチャード・アヴェドンの作品をヒントに4×5カメラで水俣の肖像などを1年半追い『水俣・厳存する風景』相思社80,10,1などで出版)**

12月20日　チッソ経営資金の公的支援始まる:熊本県議会が県債発行を可決(65年以降無配で熊本判決前後から終始経営危機,99年6月政府が行政責任否認のまま国費で支援と決定)

1979年　3月22日　チッソの刑事責任:元社長と元水俣工場長に有罪の判決(88年2月最高裁で確定)

3月28日　司法認定:熊本2次判決で被害者の会の原告に補償協定より低額の賠償を認容

1987年　3月30日　国と県の賠償責任で原告全面勝訴:熊本3次1陣訴訟(相良甲子彦裁判長)判決で食品衛生法不適用の責任を含め原告主張を認める(これ以降,地裁判決での国家賠償責任では熊本3次1陣,同2陣,京都で原告が全面または部分的勝訴,東京,大阪,新潟2次で敗訴)

11月28日　無名の写真家田中史子が患者掘り起こし検診に同行:水俣病県民会議医師団など22団体345人参加の不知火海大検診で未認定患者など撮影(これ以降不知火沿岸の各地取材で写真集『生(いのち)─40年目の水俣病』ジャパンプレス・フォト94,7,1を出版)

1990年　3月　水俣湾の水銀ヘドロ処理が終了:151万m³を浚渫,埋め立て58ha,総工費485億円

1995年　9月28日　連立3党の政治決着で政府の最終解決策:未認定者と訴訟原告計1万数千人を対象に,検討会で認めた人へ解決一時金260万円と患者団体加算金をチッソに払わせ,行政は法的責任を認めずに総合対策医療事業の継続などで紛争停止(96年5月までに関西訴訟を除く訴訟で加害企業と和解,行政責任を問われた被告の国と県については原告が訴訟取り下げ)

12月　「それぞれの阿賀」展:新潟水俣病30年写真展でユージン&アイリーン・スミス,桑原史成,中村梧郎,芥川仁ら16人の作品を展示後,阿賀野川

	流域10市町村を巡回
1996年	**5月　外国で水俣病写真展：パリで写真家桑原史成，芥川仁のパネル約100点を合同で公開**
1997年	10月　仕切網撤去完了：74年以来水俣湾の魚を封鎖？23年ぶりに湾内漁獲が可能に
2001年	4月27日　控訴審で国家賠償を認める：関西訴訟大阪控訴審（岡部崇明裁判長）で，60年1月以降水質2法と県漁業調整規則で排水を規制しなかった国と県は違法の判決
2004年	10月15日　国家賠償責任が確定：関西訴訟最高裁判決で控訴審判決を一部修正して是認
2005年	10月3日　新たな提訴：水俣病不知火患者会の50人が国，県，チッソに損害賠償を求める（最高裁判決後3千人以上が認定申請，熊本，鹿児島両県認定審査会は委員を再任できず休止状態）
2006年	5月1日　水俣病の公式発見50周年：行政や諸団体が各種の記念企画，イベントなど
2007年	**4月30日　「水俣を見た7人の写真家たち」展：水俣市の水俣病資料館で．桑原史成，塩田武史，宮本成美，ユージン＆アイリーン・スミス，小柴一良，芥川仁，田中史子が参加，写真集も出版**

編集後記

「水俣を取材してきた写真家が一緒になって写真集ができたらいいな」と桑原史成さんが、夢物語として私に話したことがあった。それが今、現実の写真集になってここにあることに驚いている。

水俣市立水俣病資料館吉本哲郎館長の呼びかけがなければ実現しなかった企画だ。水俣病資料館で開催される写真展「水俣を見た7人の写真家たち」の副産物として、偶然生まれた写真集である。それぞれの写真家が水俣と出会った時を軸にして作品を並べてみれば、写真家の個性と水俣病事件が背負っていたその時代の課題が絡み合って、写真で綴る水俣病事件史になっている。

「水俣」は言うまでもなく、写真家にとって途方もなく大きな課題である。底知れない闇の中に、微力な写真家たちがレンズを向け記録した。ここに並べた写真によって水俣病の何ほどのものが伝わったのか心許ないが、「水俣」と出会った写真家の側は明らかに変わった。詳しくは西村幹夫さんの解説に譲るが、それぞれがのっぴきならない出合いだったのだ。

ここに登場した７人の他にも、水俣を取材した写真家の存在は知られている。一過性の取材であったとしても、それぞれの写真には、その時代と写真家の意志が歴然と残されている。写真集「水俣を見た７人の写真家たち」が発端となって、これらの写真家が一堂に会し、水俣病事件の写真記録を発表できる機会があればと、さらに大きな戯言をこの際だから言っておこう。

　この写真集が誕生する発端を作って下さった水俣病資料館吉本哲郎館長にまず感謝を申し上げます。我が儘な７人の写真家を裏方としてまとめていただいた広瀬一好さん、写真家に係わる年表を快く制作し、解説まで寄稿していただいた西村幹夫さん、お二人の積極的な協力がなければ、この写真集は実現しませんでした。御礼申し上げます。

　不可能と、誰もが思っていた制作工程を不眠不休で可能にしてくれたはにわ広告事務所の萩原宏典さんと工藤恭弘さん、(有)富士写真印刷に御礼申し上げます。又、発売元を引き受けていただいた図書出版弦書房に御礼申し上げます。

　そして何よりも、この写真集に登場して下さった患者の皆様に深く感謝申し上げます。取材の際はもちろん、この写真集のためにもご厚情を頂きました。せめて、奇跡とも思える偶然によって誕生したこの写真集が、果てしもなく広がる水俣病事件の実態を解明するためや患者の皆様の救済にお役に立てればと願って編集後記と致します。

２００７年４月
写真集「水俣を見た七人の写真家たち」編集委員会
芥川　仁

写真集「水俣を見た7人の写真家たち」

発行	2007年4月30日第1刷発行
著者	桑原史成 KUWABARA Shisei
	塩田武史 SHIOTA Takeshi
	宮本成美 MIYAMOTO Shigemi
	W.ユージン・スミス & アイリーン・美緒子・スミス W. Eugene Smith & Aileen Mioko Smith
	小柴一良 KOSIBA Kazuyoshi
	田中史子 TANAKA Fumiko
	芥川　仁 AKUTAGAWA Jin
年表	西村幹夫
ブックデザイン	萩原宏典・工藤恭弘（はにわ広告事務所）
発行所	写真集「水俣を見た7人の写真家たち」編集委員会©
	事務局：ひろせ事務所（広瀬一好） 〒173-0005 東京都板橋区仲宿21-8 TEL&FAX◎03-3963-3126 E-mail：hiroji1027@lapis.plala.or.jp
発売	弦書房 〒810-0041 福岡市中央区大名2-2-43-301 TEL◎092-726-9885　FAX◎092-726-9886 E-mail◎books@genshobo.com
印刷	有限会社 富士写真印刷 〒880-0212　宮崎県宮崎市佐土原町下那珂7418-2 TEL◎0985-74-2179　FAX◎0985-74-3066 E-mail◎FPC@fuji-p.jp

ISBN978-4-902116-84-7　C0072